30日で生まれ変わる美女ダイエット

ミス・ユニバース・ジャパン公式栄養コンサルタント
エリカ・アンギャル
Erica Anggal

幻冬舎

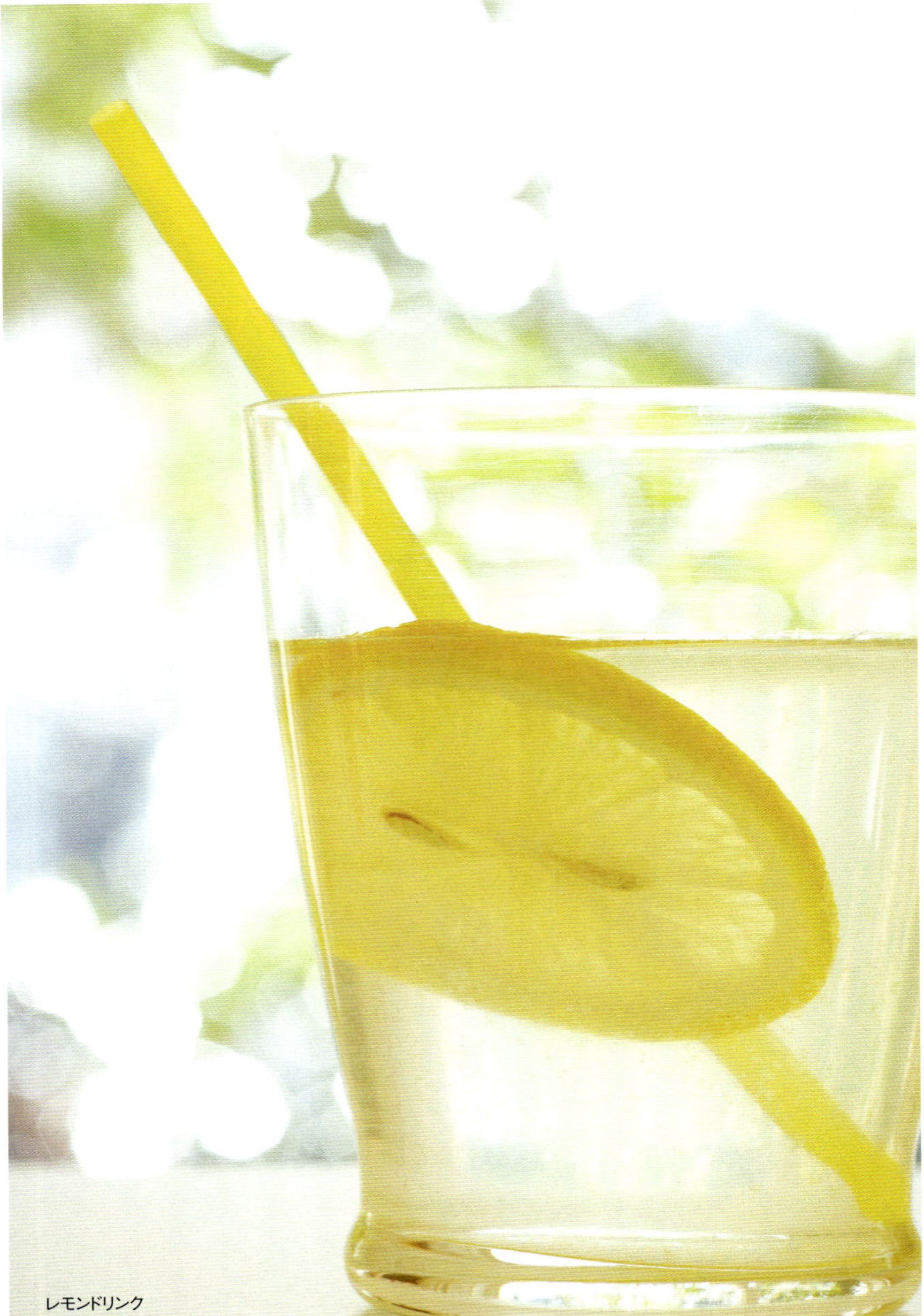

レモンドリンク

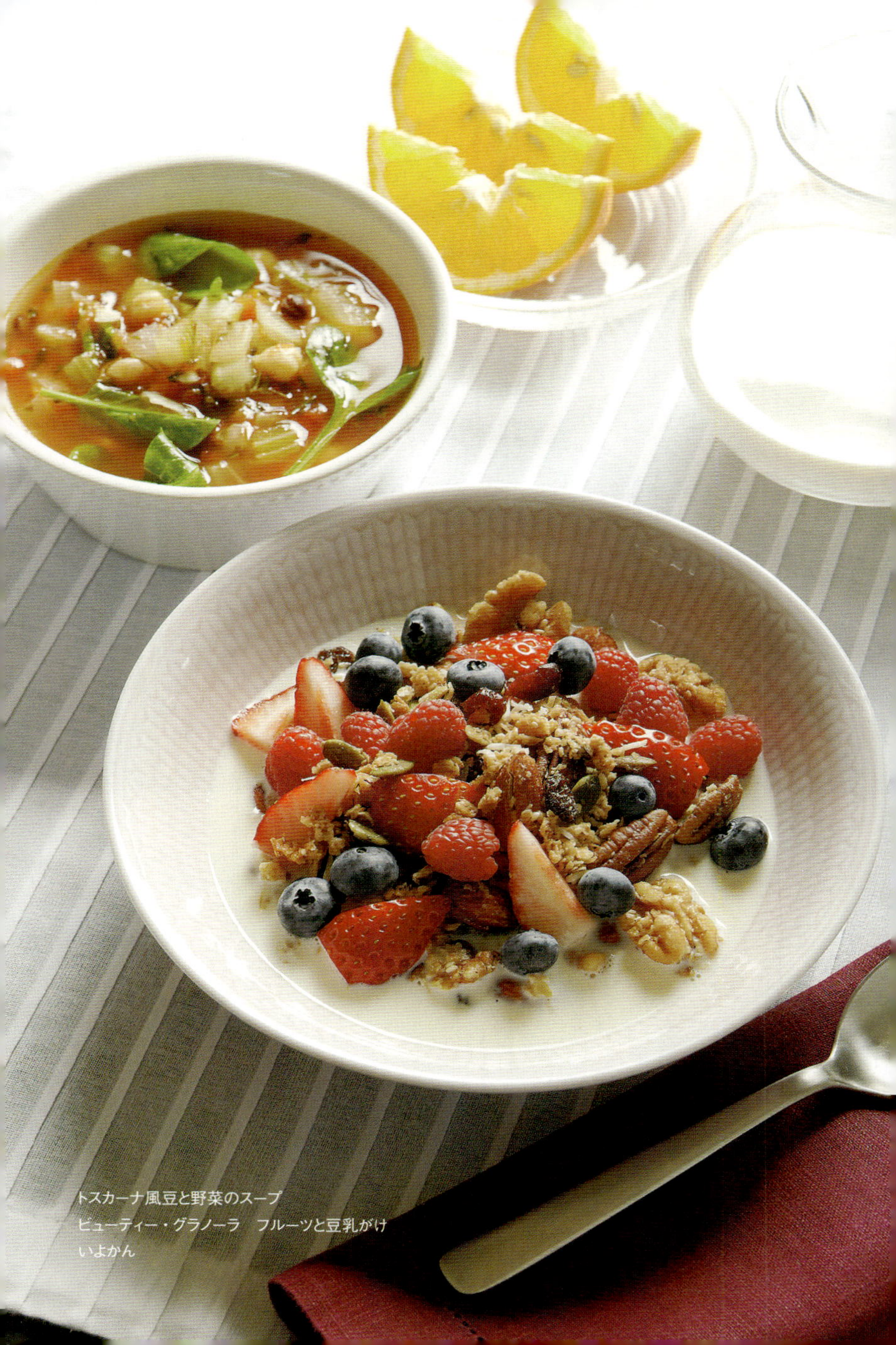

トスカーナ風豆と野菜のスープ
ビューティー・グラノーラ　フルーツと豆乳がけ
いよかん

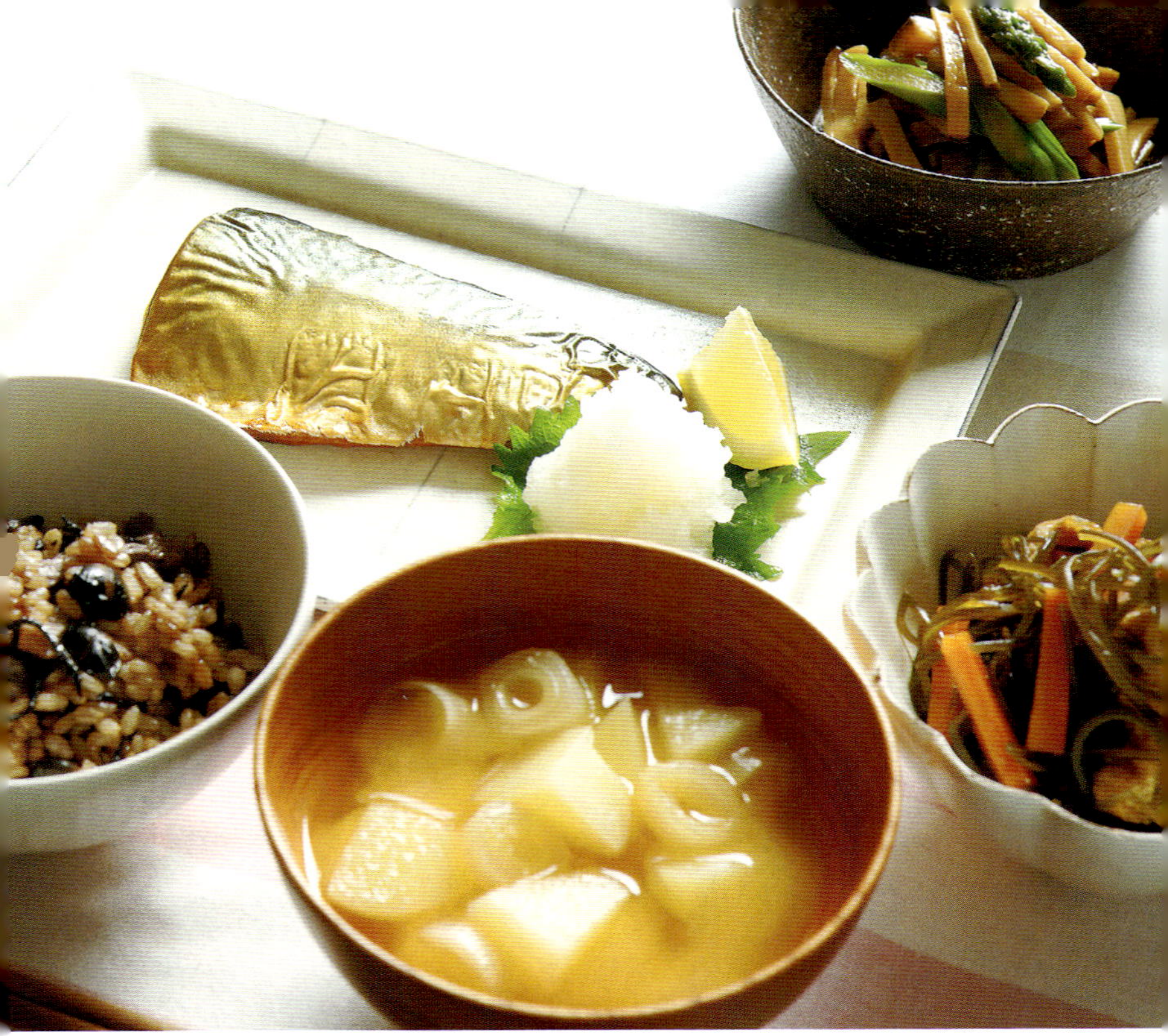

じゃがいもと長ねぎの味噌汁
エリンギとアスパラガスのきんぴら
刻み昆布と油揚げの煮物
さばの塩焼き　大根おろし添え
黒豆と厚揚げとひじきの玄米炊き込みごはん
メロン

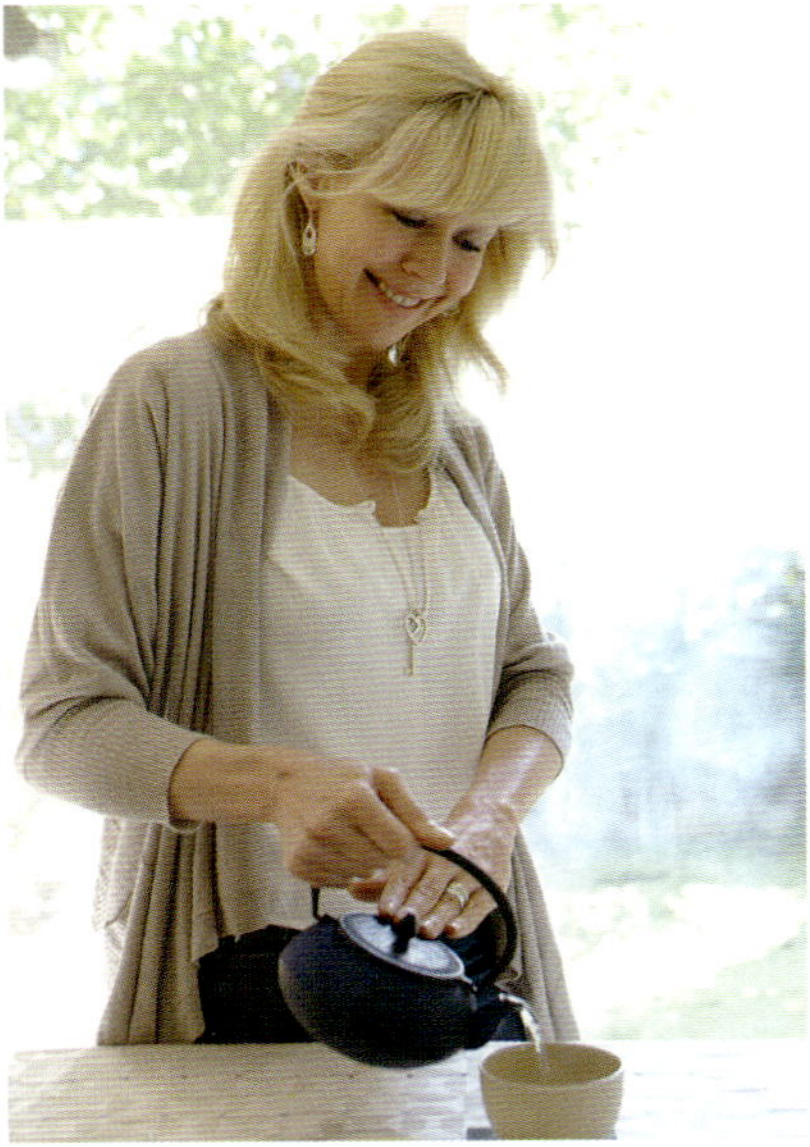

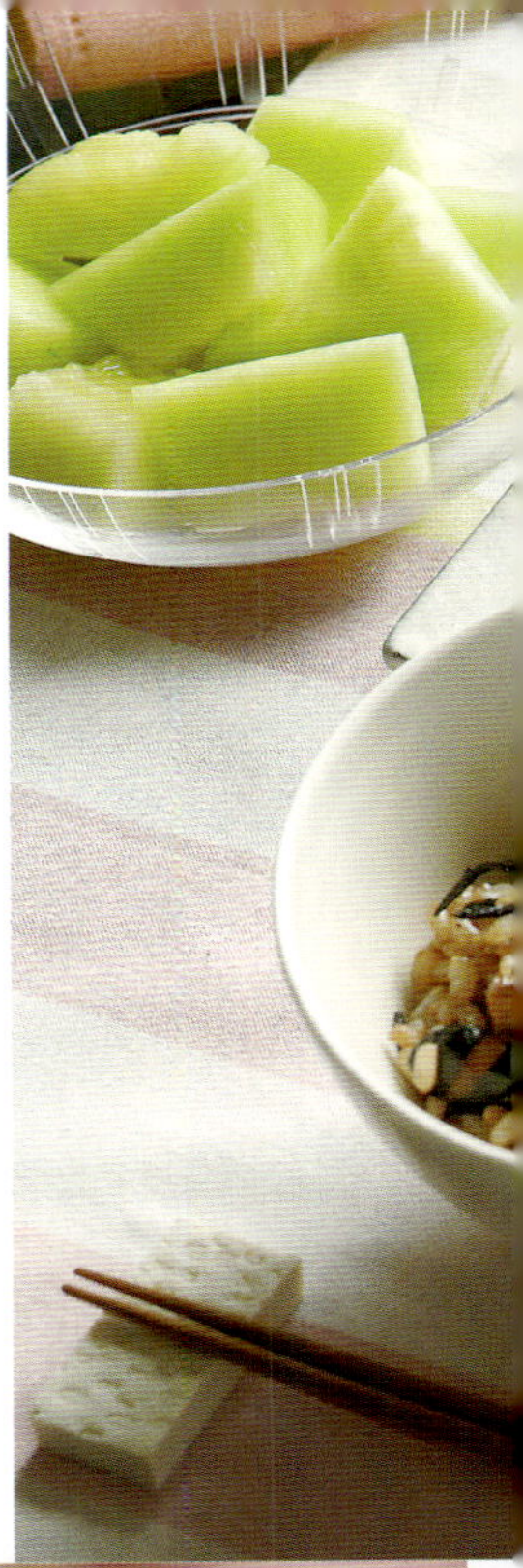

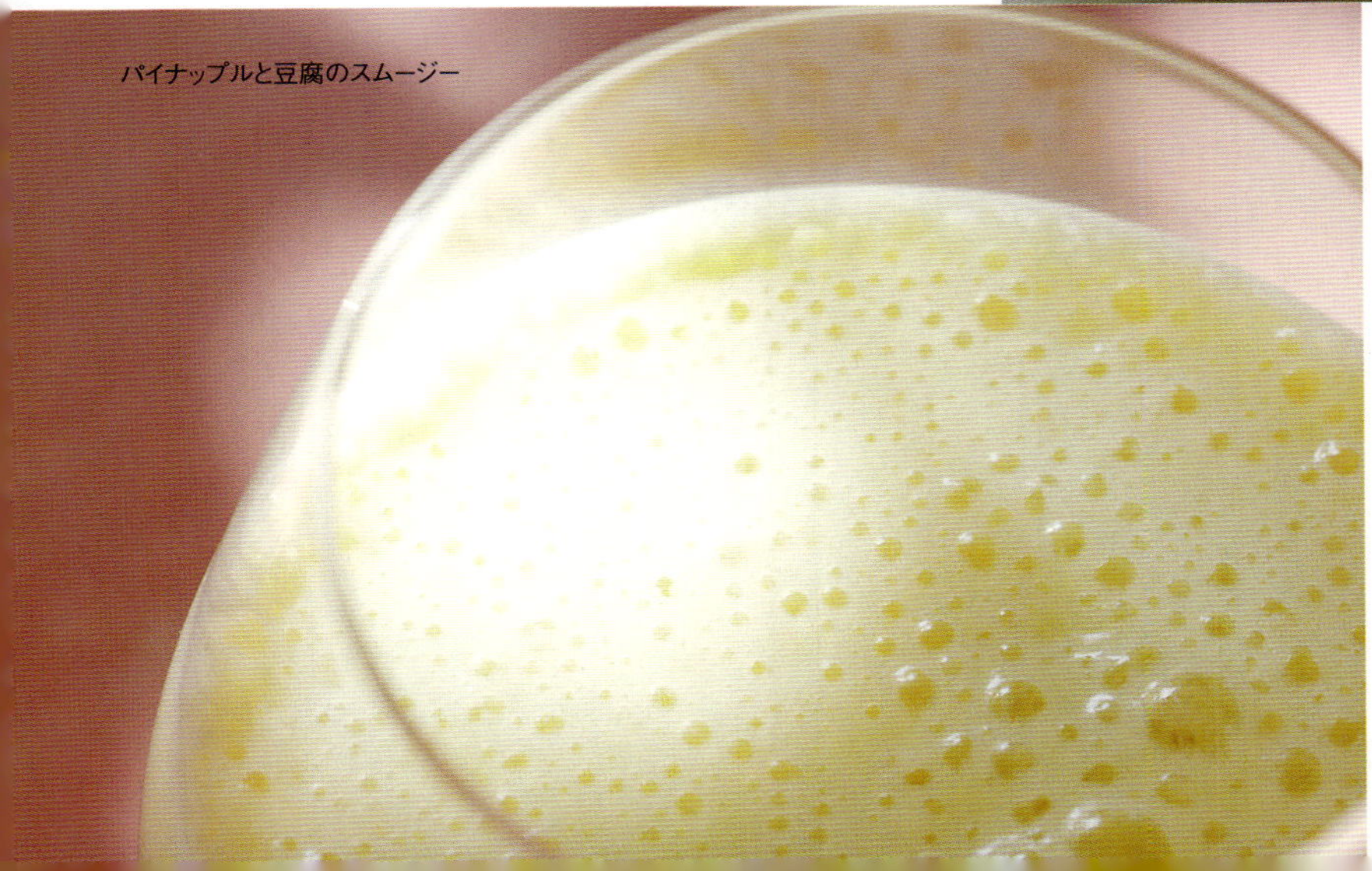

パイナップルと豆腐のスムージー

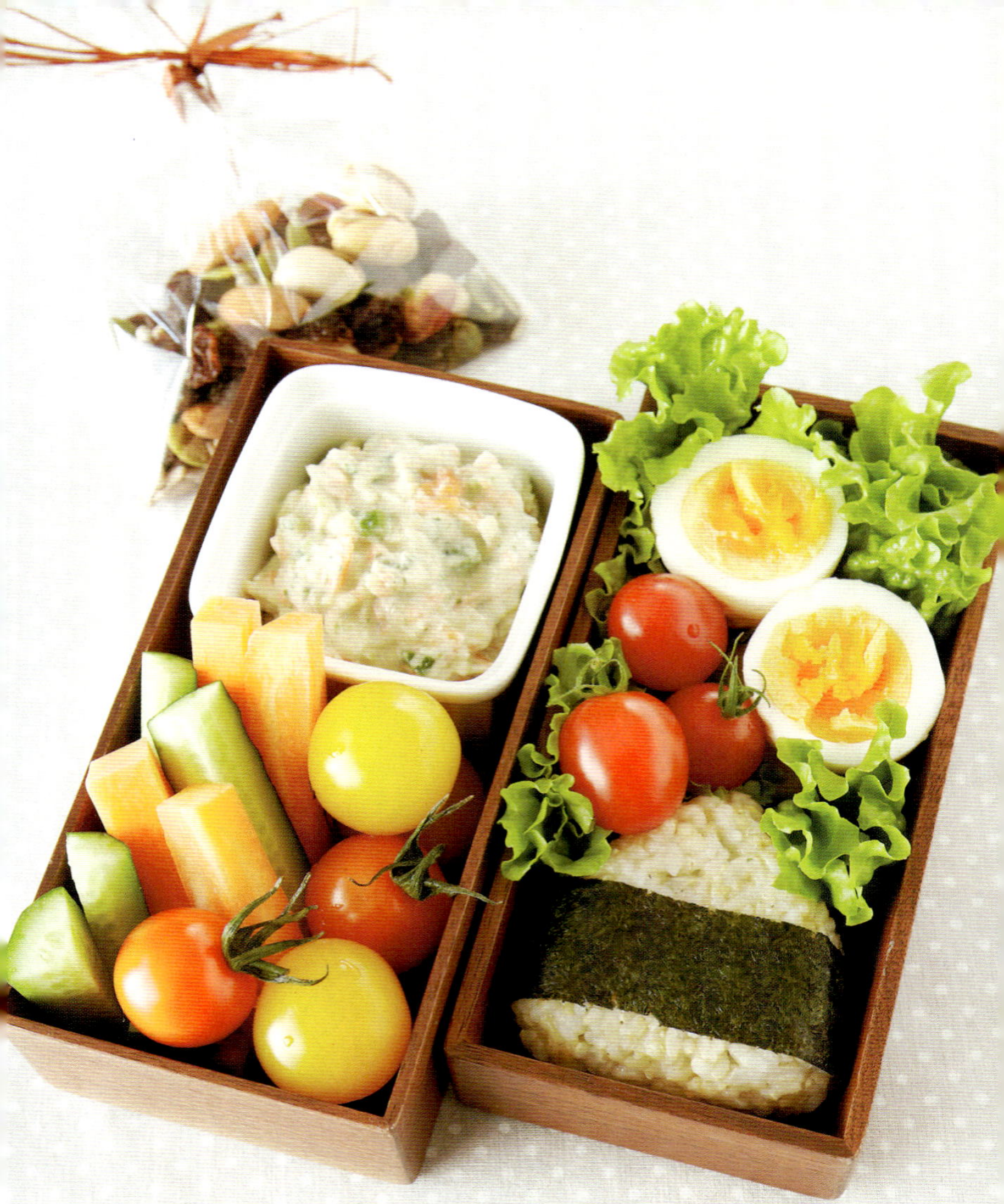

お弁当
・プチトマト、きゅうりスティック、にんじんスティックと豆腐ディップ
・ゆで卵
・玄米おにぎり
・ビューティー・スナックパック

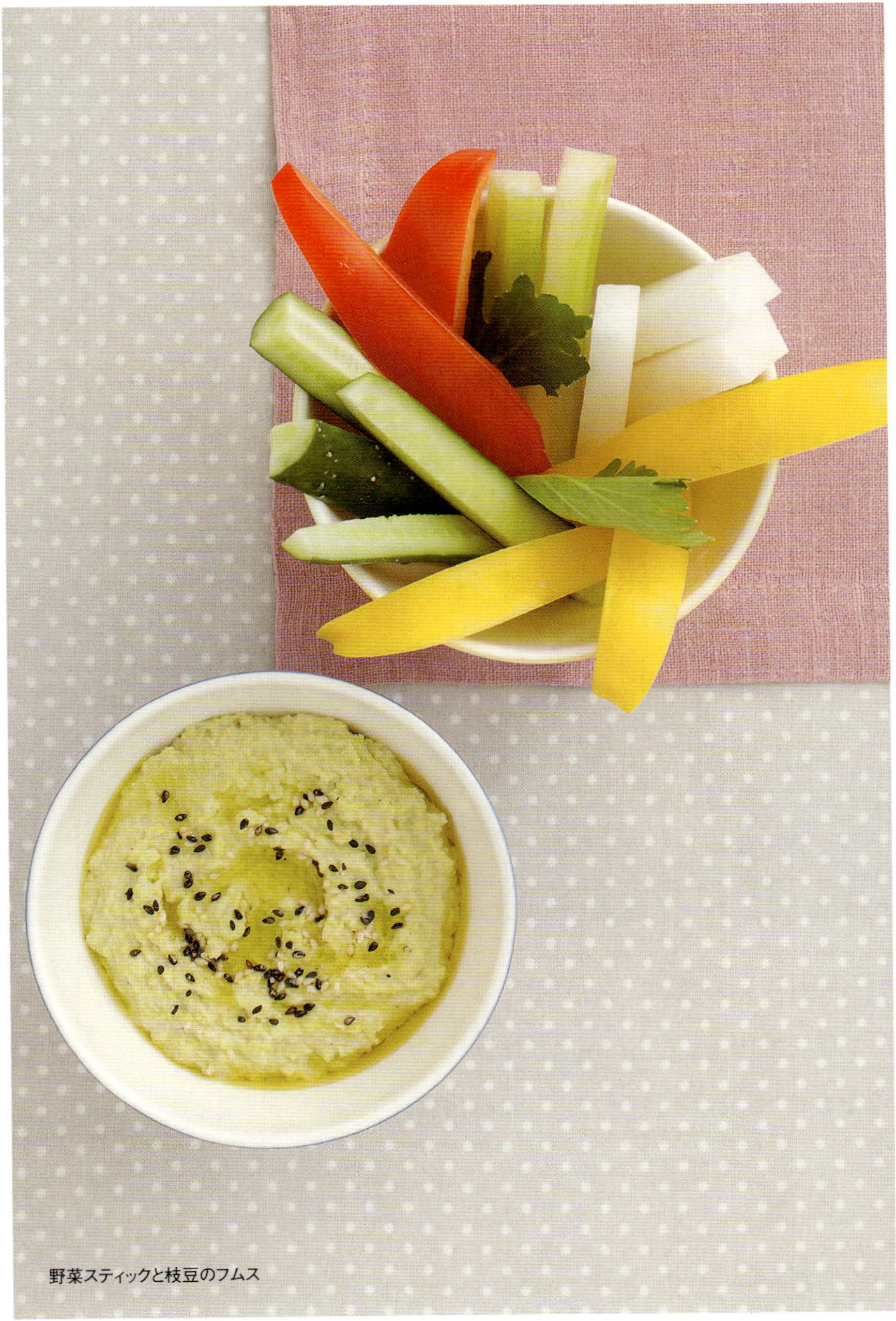

野菜スティックと枝豆のフムス

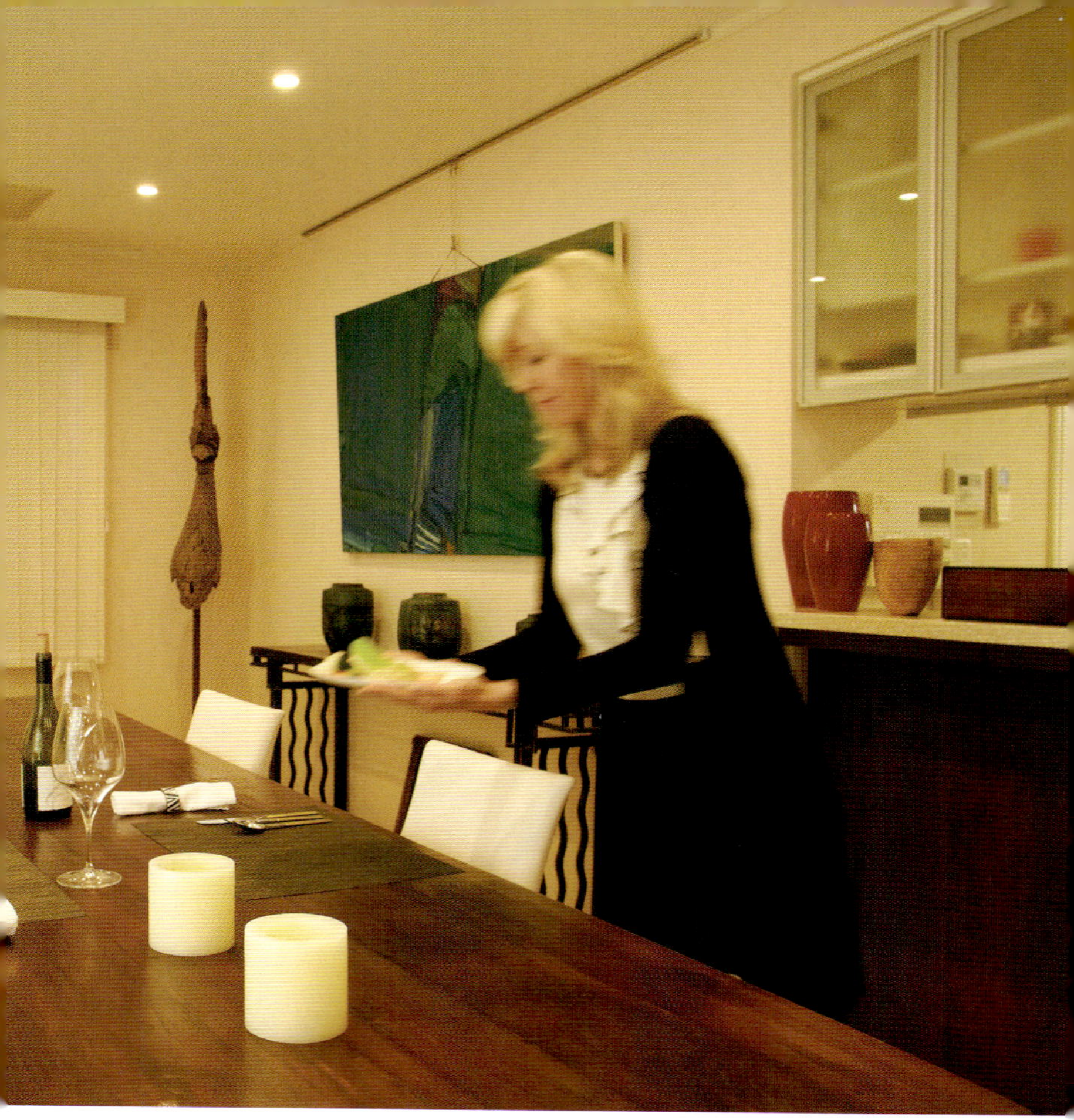

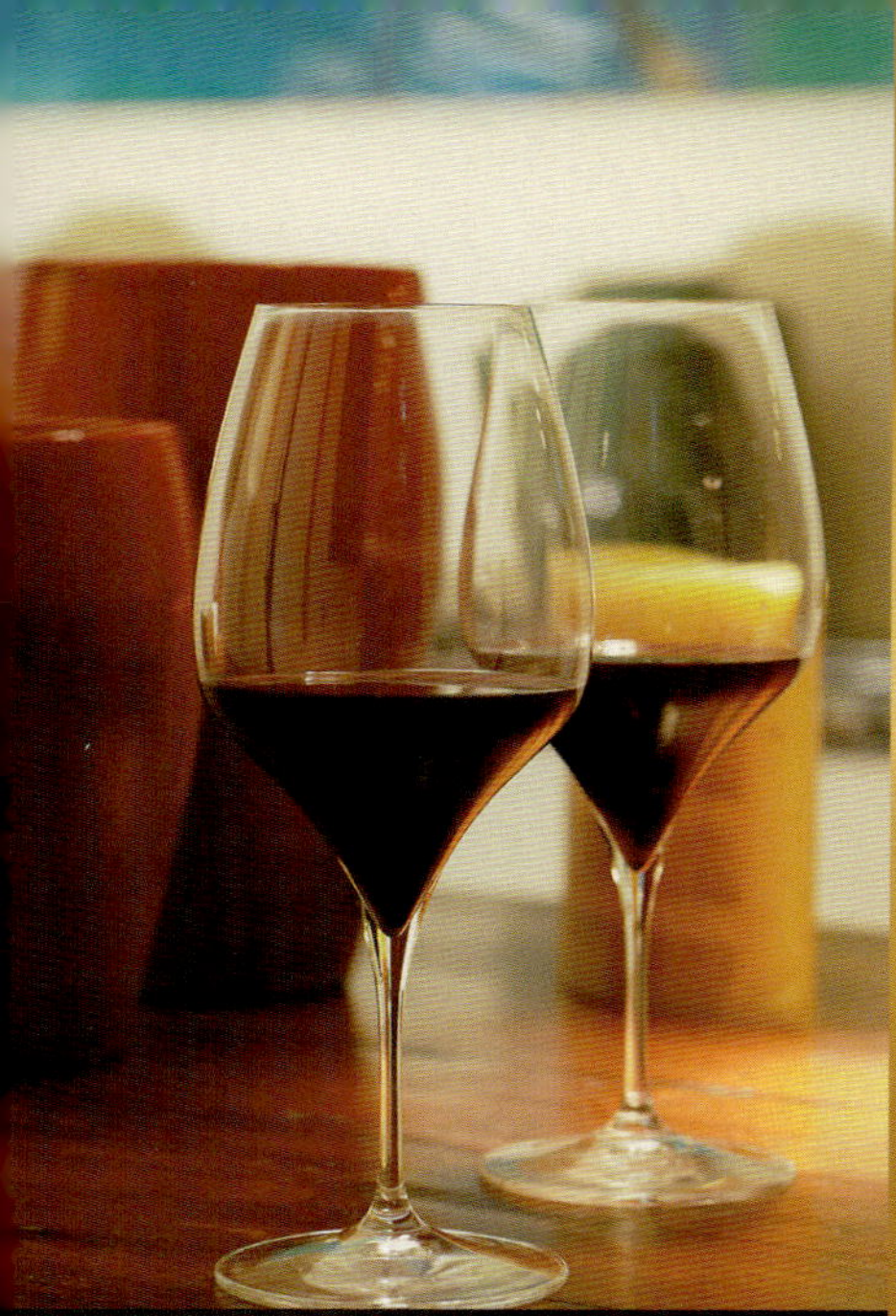
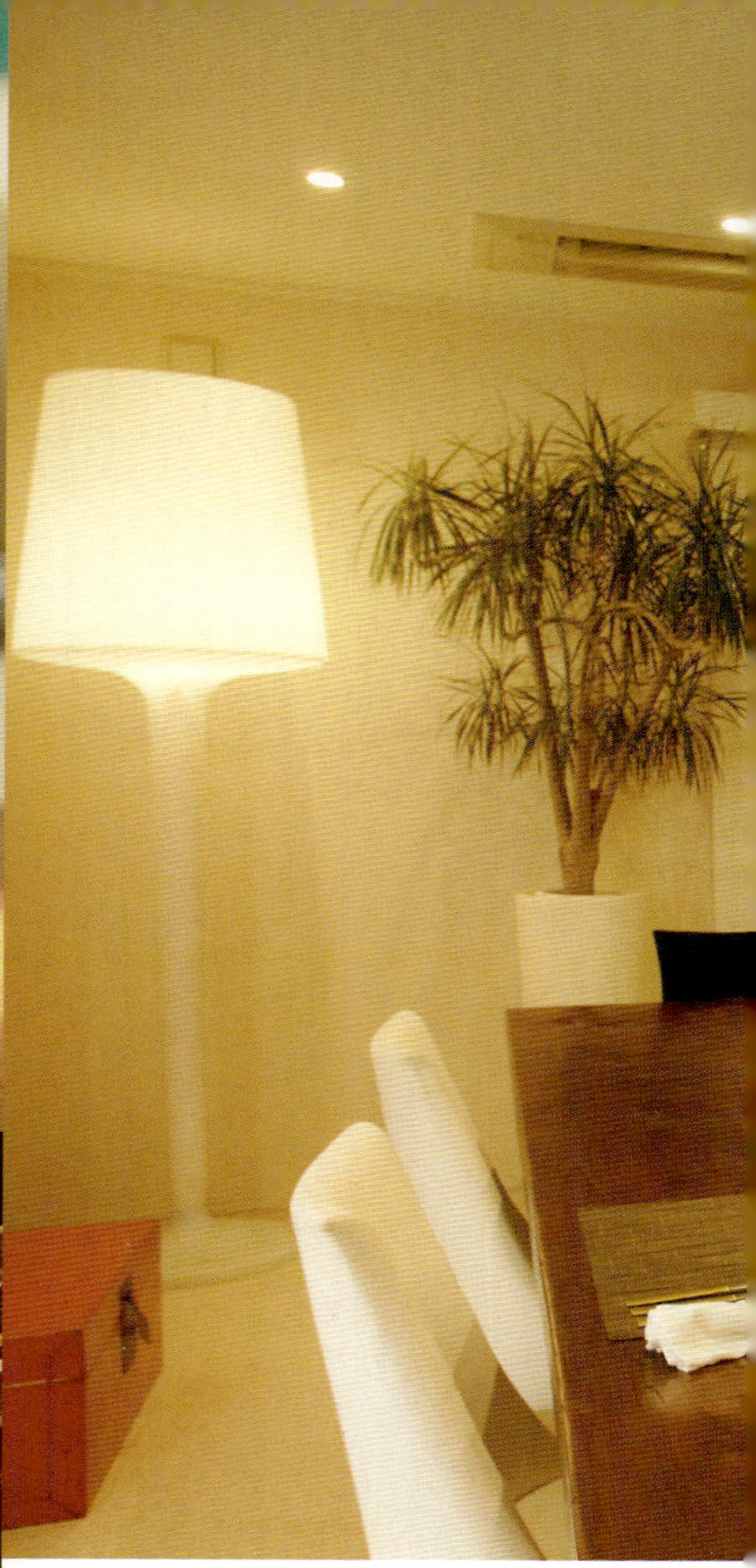
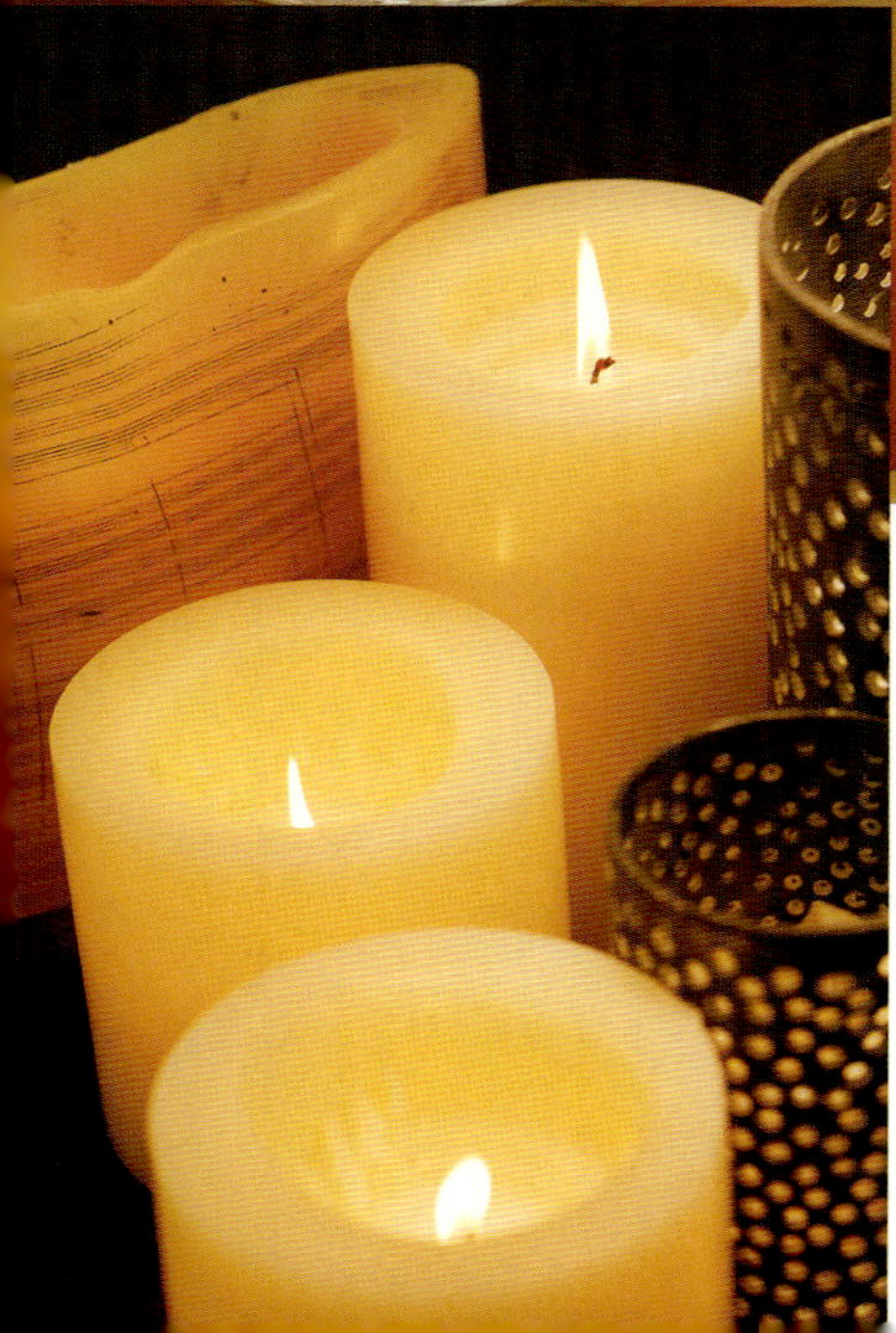

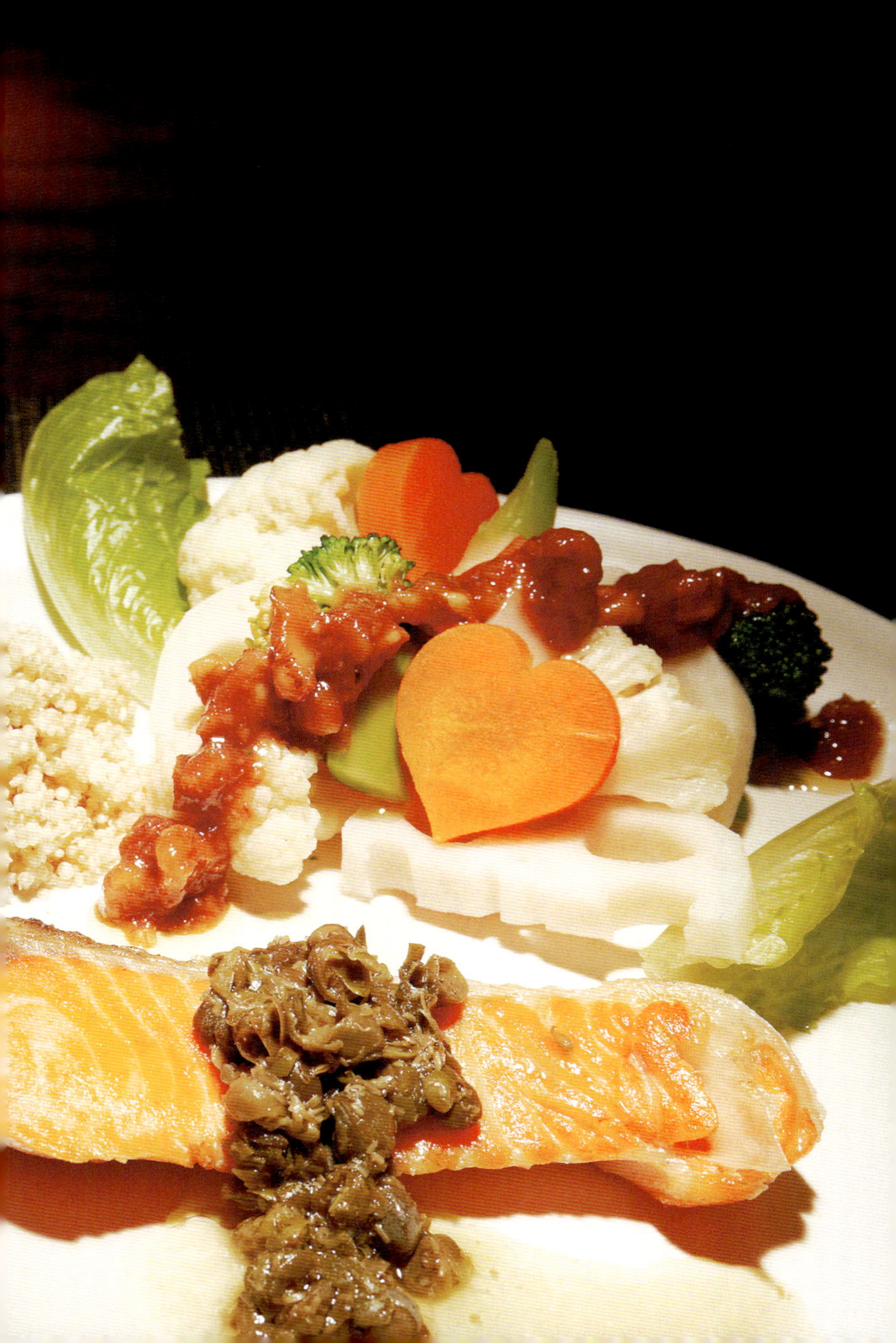

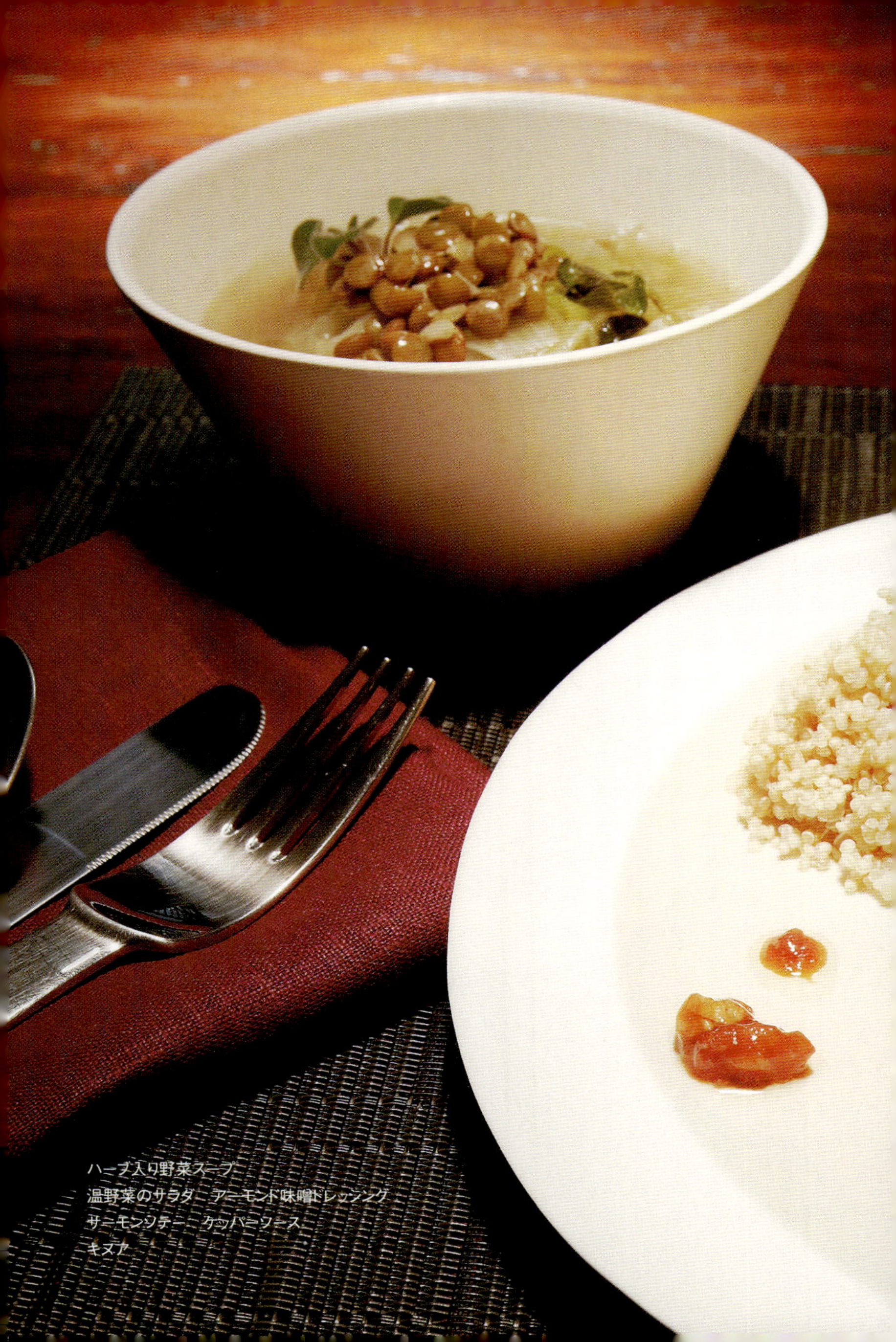

ハーブ入り野菜スープ
温野菜のサラダ　アーモンド味噌ドレッシング
サーモンソテー　ケッパーソース
キヌア

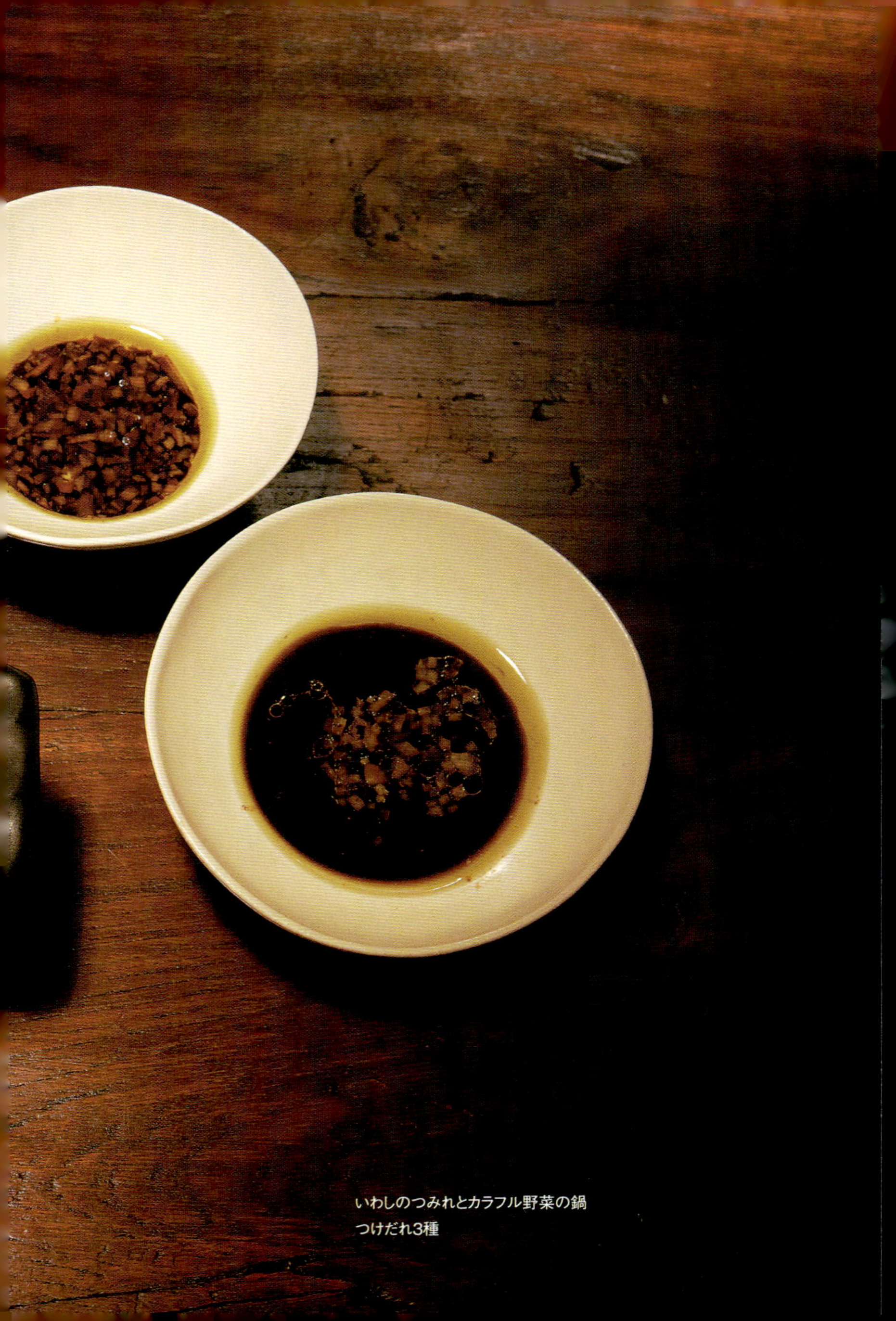

いわしのつみれとカラフル野菜の鍋
つけだれ3種

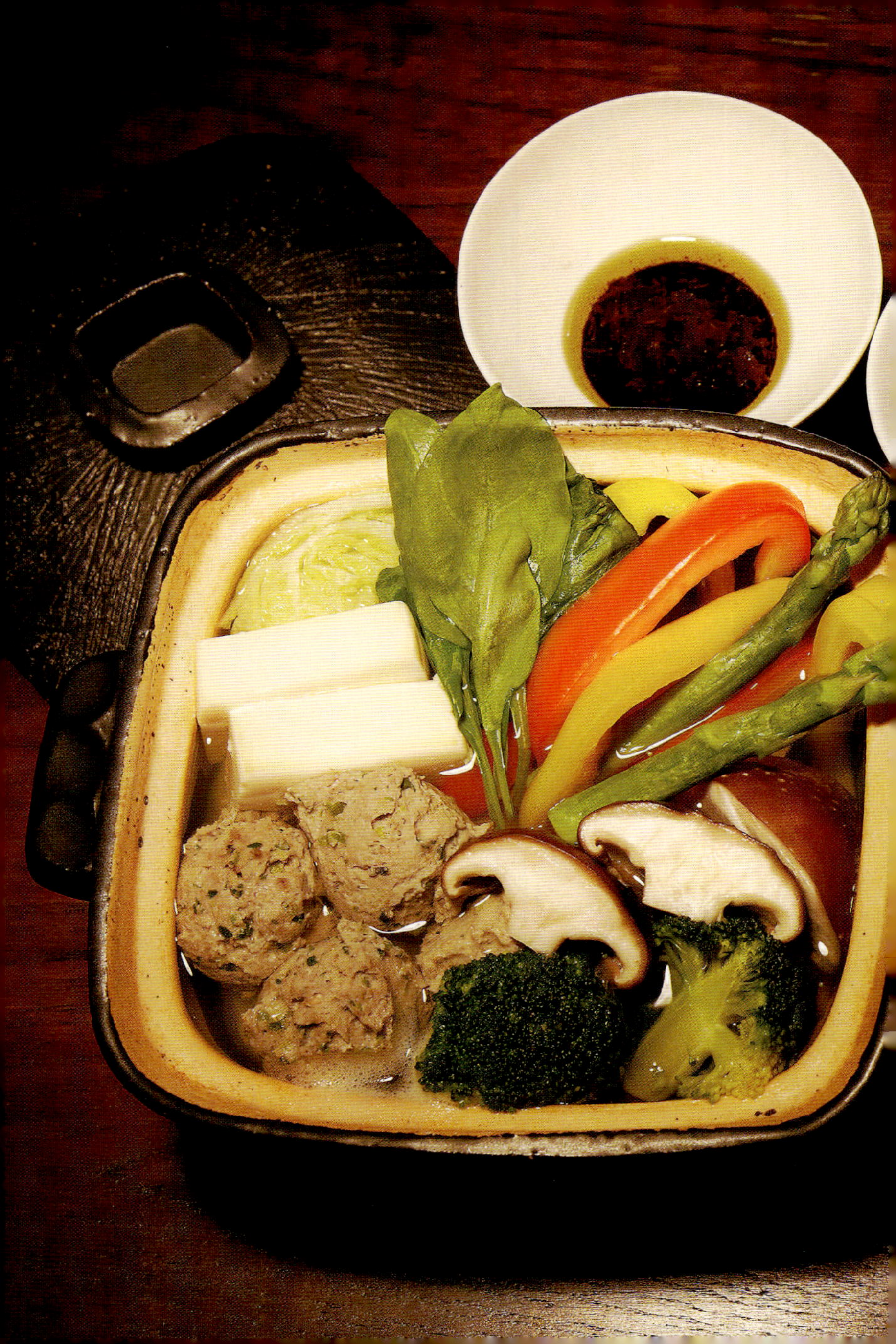

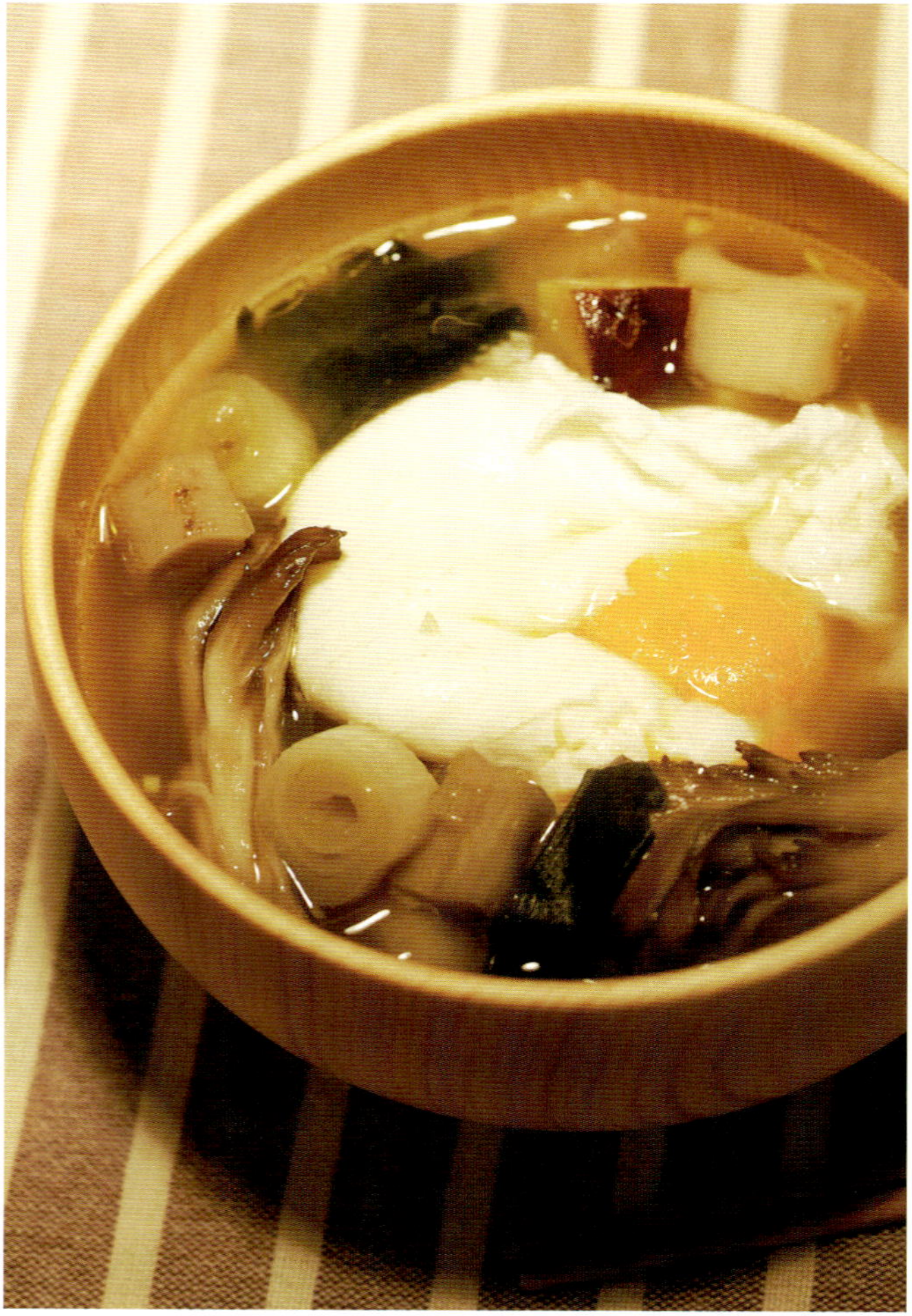

ポーチドエッグ入り具沢山味噌汁

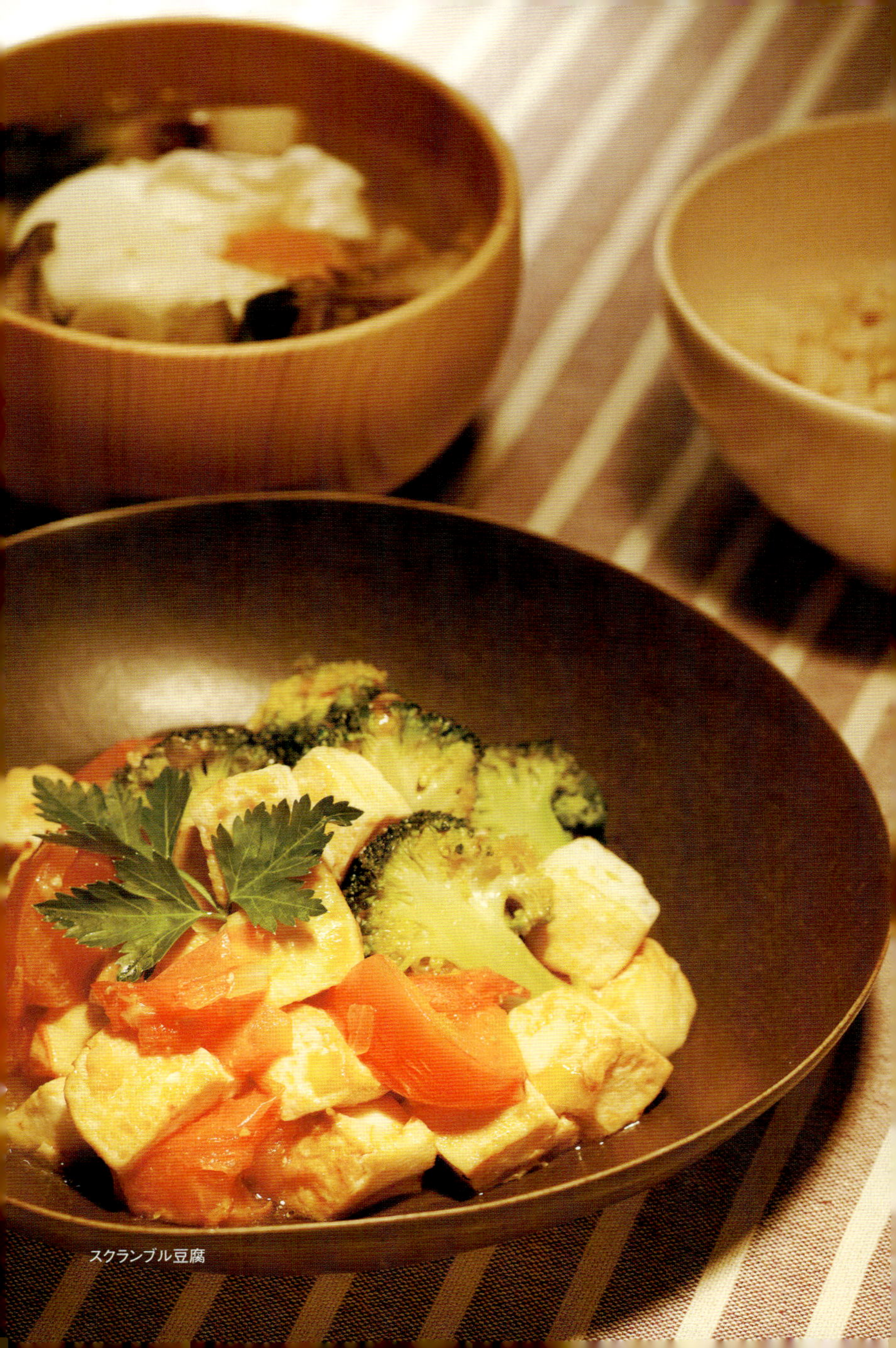
スクランブル豆腐

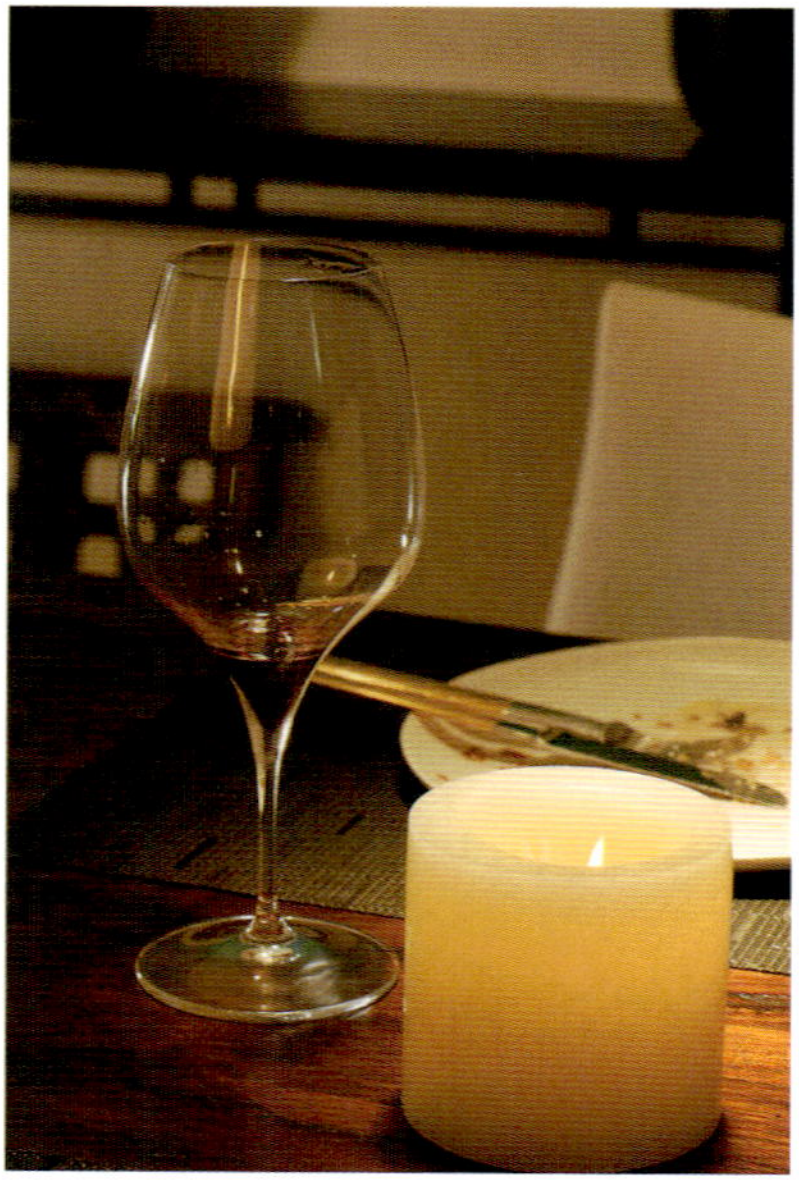

30日で生まれ変わる美女ダイエット

エリカ・アンギャル

はじめに

いくつになっても、最高に美しく、そして最高にハッピーな気分で過ごしたいですよね。外見が輝いているときこそ、自分が最高の状態にあると感じることができます。

この本は、もっとも健康的で、一番美しいあなたを導き出すための鍵となるプリンシプル〈指標〉とともに、栄養や健康についてのベーシックな知識をお届けするものです。正しい知識を身につけていれば、誰でも、何歳でも、もっと美しく、内側から光放つ自分に生まれ変わることができます。

美しさは、あなたの体の中からスタートします。

毎日なにを食べて、どのように日々を過ごしているか、なにを考えて、どう感じているか、そのすべてが、肌や体型にあらわれるのです。

とりわけ、食べ物と美しさとのつながりは非常に強いもの。食べたものが、あなたのルックスや、心のあり方、そして肌のゴージャスな輝きにどれほど影響を及ぼすか、正しい食生活を始めれば、身をもってわかるはずです。

また、すばらしい食事とともに、睡眠やエクササイズ、定期的なリラクゼーションなどのライフスタイルも、美をつくる大切な要因であることを忘れてはいけません。

基礎的な知識を手に入れた後、最高に美しいあなたに生まれ変わるために、献立とレシピ、リラクゼーションやエクササイズのガイドラインを含む30日間のビューティー・プログラムを用意しました。カロリー計算は必要なく、また厳しい食事制限もありません。健康的な食材をたくさん摂《と》り、新しいライフスタイルにチャレンジすることで、身も心もかつてない美しさで輝くためのアドバイスをたっぷり盛り込みました。あなたの肌を含めた体全体は、美しく、若々しく生まれ変わる驚異的な能力を秘めています。肌が生まれ変わるために必要な期間は、およそ4週間といわれています。もっと短期間でもいくつかの変化を感じるはずですが、たった4週間続けることでもたらされる大きな結果が必ずあります。

私たちは、際限のない力強さと美しさを自分自身の中に備えています。残りのあなたの人生を通じて、その力強い美を引き出し、全身の健康を手にするために、どのような食事を楽しみ、どういうライフスタイルを常とするか、ベストな決断を下すための強力なツールとなるのがこの本です。

この本を読み終えたあなたは、キラキラと輝くフレッシュな肌、よりハッピーな心、もっとすこやかな自分を手に入れるための道を歩き出していることでしょう。そして、理想的な美しさ、内側から放たれる輝きを、現在、さらに未来にわたってあなたがずっと持ち続けること、それが私の一番の願いです。

みなさまに心からの愛を込めて

エリカ・アンギャル

Contents

STEP 3

始める ―30日プログラム―

エリカの10のプリンシプル

1 カラフルなリアルフードを。

2 「太るカロリー」を避け、「やせるカロリー」を味方に。

3 同じものばかり食べないで。

4 原材料に目を光らせて。

5 朝食は抜かないで。

6 すべての食事でたんぱく質を。

7 玄米を主食に。

8 やせる油を摂りましょう。

9 食事と食事の間をあけすぎないで。

10 トータルアプローチで美を手に入れて。

1 カラフルなリアルフードを。

本物の食べ物＝リアルフード。自然にある姿に近く、なるべく加工されていない、素材まるごとの食べ物、それがリアルフードです。美しくなるためにも、理想的な体型のためにも、自然の色があざやかに輝く、本物の食べ物こそを選んでください。

原形をとどめないほどに加工された、あるいは食材の一部だけを使ってつくられた栄養バーなどの加工食品は、本物の食べ物ではありません。食材が含む栄養には相互作用があるため、その食材をまるごとの完全な形で摂らなければ、私たちの体は栄養として認識できなくなります。食材が本来持っているはずの栄養が摂れないのなら、それを食べる意味はどこにあるのでしょうか？　つまり、リアルフードでない〝食べ物もどき〟は、美女になるための食生活に、まったく必要のないものです。

また、野菜やフルーツに代表される食物が、自然の状態で誇るさまざまな色には、色ごとに異なる栄養があり、美の大きな味方です。ですから、色とりどりの野菜やフルーツを食べることは美女の大切な習慣。虹の7色を目指して多くの食材で彩る「レインボーカラーの食卓」をおすすめしています。しかし、着色料で色づけされるなど、人工添加物が使われた不自然にカラフルな食べ物は、あなたを太りやすくするジャンクフード。もちろんリアルフードとはとても呼べません。

食材から一部の栄養だけ抜き取って使ったり、人工のビタミンを使用したりの安価なサプリや栄養バーで、宣伝文句のように「必要な栄養がすべて摂れる」だとか、「バランスよく栄養を摂取できる」だなんて信じないで。自然はそんなに甘くないんですよ。

2

「太るカロリー」を避け、「やせるカロリー」を味方に。

「食べたカロリーの分だけ消費すれば太らない」「摂取カロリーが消費カロリーより少なければやせる」「食事のかわりにケーキを食べても、ケーキのカロリーが食事のカロリーを上回らなければ体重は増えない」——。いずれも、間違った〝カロリー神話〟です。カロリーの足し算・引き算でダイエットしようとしても、あなたはきっとやせられないでしょう。

食材が体に与える影響は、カロリーの数字だけで測れるような単純なものではありません。4年間フライドポテトを好んで食べる生活を続けると1・52キロ太り、ナッツをよく食べると、体重は4年間で0・26キロ減る、というハーバード大学の研究結果があります。ナッツのカロリーは決して低くないですが、食べる習慣があると体重が減ります。このような違いはなぜ生まれるのでしょうか？

鍵は、食べ物が分解されて体に吸収されるまでのスピード。にっくき「太るカロリー」は、このスピードが速い食材からもたらされます。また、「ローカロリー」「ノンシュガー」のドリンクやデザートにも気をつけて。使われる人工甘味料の作用で、満腹を感じられなくなり、太りやすくなる原因に。「ローカロリー」も「太るカロリー」になり得るのです。

これからは、数字の大小にとらわれず、食材の質を見きわめてください。体にゆっくり取り込まれるリアルフードで「やせるカロリー」を積極的に摂り、精製された穀類や糖分など、即効性の「太るカロリー」を遠ざけることで、理想的な体型を手に入れましょう。

3 同じものばかり食べないで。

朝はいつもバナナ、と決めている方。手軽だからと、家で食べる野菜はプチトマトのみ、という方。これは、偏った「ばっかり食べ」を示す悪い例です。

たとえカロリーは充分摂っていても、必要な栄養素が含まれていないと、体は足りない栄養を摂ろうとして空腹を感じる仕組みになっています。つまり、多くの食材から、いろいろな種類の栄養素を摂らないと、必要以上に食べてしまいがちなのです。

また、どんなに体にいい食材であっても、それだけを食べ続けていては悪影響が生まれます。美しくなるためには、バラエティに富んだ栄養が必要だからです。「ばっかり食べ」のせいで、違う種類の栄養を摂る機会を失ってはいけません。

ましてや、加工食品やジャムを塗った食パンなど、栄養はスカスカで体によくないものを毎日の定番にするのは最悪です。

ひとつのものを来る日も来る日も食べ続けると、その食材に対する過敏症や不耐症になり、頭痛やだるさ、便秘、頭がぼんやりする感じなどの、ちょっとした不調を引き起こすこともあります。食べた直後に症状が現れるとは限らないので、原因が見つけにくいのです。

バラエティ豊かな食材を選ぶことは、食卓を喜びで満たすだけでなく、あなたの美と健康にとっても大切です。単品の朝ごはんの人と、多くの品数で理想的な栄養を摂ることができる和食が食生活のベースになっている人とでは、数年のうちに美しさに確実に大きな差がつきます。将来のすこやかな美しさのためにも、「ばっかり食べ」は卒業しましょう。

4 原材料に目を光らせて。

食品のパッケージを前にすると、多くの日本人女性は優秀なカロリー探偵に変身します。ですが、原材料になにが使われているのか、詳しく調べる方は少ないようです。

パッケージの表側に派手に躍っている、魅力的な宣伝文句に惑わされないでください。本当のことは裏に貼られたラベルに、小さな文字で書かれているのです。表には「ローファット」「ノンオイル」「ノンシュガー」と、スリムになれそうな言葉が並んでいても、ラベルの原材料表示を見れば、人工甘味料などの添加物が山盛りだと気づくはず。つまり、表側では「やせますよ！」とあおっていながら、裏では「本当は太るものを入れています」と告白しているようなものなのです。

また、商品名が「ライ麦パン」「米粉パン」でも、実は少なくない量の小麦粉が混ざっている、というのは、残念ながらよくあること。１００％のライ麦パンや米粉パンは、意外なほど少ないのが実状です。太りやすい小麦を避けようとして、ライ麦パンや米粉パンを買った意味がなくなります。

カロリーより原材料を見きわめることが、理想的な体型と輝く美肌への近道。ですから、これからは「原材料探偵」に転職し、隠された原材料を見つけてください。

一番いいのは、原材料ラベルのいらないリアルフード。ほうれんそうやブルーベリー、サーモンやいわしなどの自然のままの食材には、細かい原材料表示も、派手な宣伝も必要ありません。原材料探偵はお休みして、なにも気にせずに自然の恵みを堪能できる機会が多い食生活が理想的です。

5 朝食は抜かないで。

20〜30代の日本人女性の4人にひとりが朝食をとっていないそうです。美容と健康のために、たとえ1食でも食事を抜くことはおすすめしませんが、中でも朝食を抜くのは最悪です。

朝食をとらない人は、健康的でバランスのとれた朝食を楽しむ人よりも体重が増える、というデータがあります。朝食をとると、新陳代謝のスイッチが入り、脂肪を燃やす体で1日を過ごすことができます。反対に朝食を抜いた場合、長い時間エネルギーが補給されないことに気づいた体が危険信号を出し、脂肪を燃やさずにたくわえようとするのです。そして、昼食までの間に高カロリーの食べ物を体が欲するようになるでしょう。

栄養バランスの優れた朝食をとれば、その日1日の食べすぎを防げる、という研究結果もあります。つまり、朝食をとることは体重管理の基本中の基本なのです。

忙しいあなたにとって、旅館の朝食のように品数豊富な朝ごはんを毎朝つくるのは難しいのもよくわかります。ぜひ、簡単で好バランスの朝食を日々の味方にしてください。たとえば、フルーツとナッツを加えたヨーグルト。豆腐や野菜などで具沢山にした味噌汁と玄米。ライ麦トーストにアボカドペーストを塗り、ゆで卵をのせたもの。どれも野菜やフルーツ、良質のたんぱく質、良質の炭水化物、そしていい油が摂れるメニューです。

スリムになりたいのならなおさら、バランスのとれた朝食を必ずとってください。脂肪を燃焼し、食べすぎを予防するモードで1日を過ごせるのですから。

6　すべての食事でたんぱく質を。

現代の日本人女性の食事は、炭水化物が多くなりがちです。健康に気を配り、野菜をたくさん摂るよう心がけている方でも、残念ながらたんぱく質が充分でない食事をとっていることがあるようです。野菜をたくさん食べるのはすばらしいことですが、3食すべてで動物性または植物性のたんぱく質を摂ることもあなたのプリンシプルに加えましょう。

たんぱく質を摂るメリットはたくさんありますが、ここでは重要な3つをお伝えします。まずは、満腹感が高まること。同量の炭水化物と比べ、たんぱく質はずっとお腹《なか》がいっぱいになるのです。

ふたつめに挙げたいのは、たんぱく質は血糖値の急上昇を抑える働きがあること。血糖値コントロールはスリムな体と美肌をつくる鍵です。

さらに、たんぱく質が筋肉をつくり、それをキープするための大切な栄養であることも大事なポイント。筋肉は新陳代謝を活発にし、やせやすい体をつくります。

肌や髪の毛、爪の材料になるのもたんぱく質。自分の手のひらの大きさと厚さぐらいの量が、1食で摂るべきたんぱく質の目安です。朝ごはんや昼ごはんをパンやおにぎりだけで済ませたり、具の少ないパスタをランチやディナーにしたりの食事では、あきらかにたんぱく質不足。満腹感も充分に味わえず、ついつい不健康な間食や夜食が増えてしまうことでしょう。良質のたんぱく質を毎食、適量摂ることで、理想の体型に近づくとともに、ますます全身輝く美人に生まれ変わりましょう。

7　玄米を主食に。

精製された炭水化物は、現代の私たちの食生活を大きく侵食しています。値段も安く、おいしい商品がたくさん売られていますが、美と健康の一番の敵といってもいいでしょう。

精製された穀類は、食物繊維などの大切な栄養が抜け落ちています。栄養が失われてカロリーが残る、まさに「太りやすいカロリー」の代表格で、その太りやすさは砂糖並みです。お腹まわりに脂肪がつきやすくなりますし、さらに、しみ、しわ、たるみをつくるなど、悪影響は枚挙にいとまがないほど。

特に小麦には気をつける必要があります。最近の研究で、小麦には食欲を刺激し、薬物のように強い中毒性を持つ成分が含まれていることがわかりました。つまり、小麦を日常的に食べていると、もっともっと小麦が欲しくなり、その結果もっともっとお腹がすき、もっともっと食べてしまう、ということ。ですから、たとえ精製されていない全粒小麦の製品でも、たまにならかまいませんが、頻繁に食べることはおすすめできません。

菓子パンや食パンは、精製小麦でつくられ、さらに砂糖やトランス脂肪酸など、美を阻むものが多く使われています。ろくな栄養は入っておらず、体を太らせ、老化させる要素はたっぷりです。こうしたものを食べていて、きれいになれるなんて、誰が思うでしょう？

食物繊維を多く摂る女性たちが一番やせている、という研究もあります。パン派だったあなたも、きょうから食物繊維たっぷりの玄米生活にスイッチしてくださいね。

8 やせる油を摂りましょう。

若い日本人女性の多くは油恐怖症のようです。太ってしまうから、と、すべての油の摂取を敬遠するのは、実にもったいない話。本当は、良質で適量の油は、あなたの体重を落とす手助けをしてくれる、ダイエットの頼もしいパートナーなのです。

油は、一緒に食べている食材が体に吸収されるスピードを遅くさせます。同じ食べ物を食べても、吸収されるスピードが遅くなるほど太りにくくなるので、これはうれしい作用です。さらに、油を摂ると、満腹感がより早く訪れ、そして長く続きます。食欲はおさまり、次の食事でも余分に食べることがなくなるでしょう。反対に油抜きの食事では満足感を得にくく、つい食べすぎたり、食後に糖分の多いものが欲しくてたまらなくなったりしがち。油を上手に取り入れることで、やせやすい食生活のサイクルをつくれるのです。

また、良質の油はあなたをやせやすくするだけでなく、肌にうるおいと弾力を与えます。カサカサの乾燥肌に悩んでいる方は、いい油が足りないのかもしれませんよ。

魚やくるみなどに含まれるオメガ3脂肪酸は新陳代謝を活発にし、またオリーブオイルなどのオメガ9脂肪酸はしわができにくい肌をつくる、どちらもすばらしい油です。ただし、世の中には悪い油もあります。マーガリンやショートニング、揚げ物などに含まれるトランス脂肪酸、また加工植物油脂などは美と健康の大敵ですから、あなたの食生活から追い出す努力をしましょう。

良質の油を見きわめて、スリムな体と美肌を輝かせてください。

9 食事と食事の間をあけすぎないで。

職業柄、多くの方の食事日記をチェックしていますが、午後1時頃にランチをとった女性が、夜の10時や11時まで夜ごはんを食べていないことが多いのが非常に気になります。なぜなら、食事と食事の間を長くあけることは、太るために効果的な方法だからです。

脳を動かす栄養となる良質の炭水化物は、約4時間分しかためることができません。食事から4~5時間が過ぎて、だるくなったりイライラしたりと気持ちがダウンしてしまうのは、脳のための栄養を使い果たしたサインかもしれません。

また、時間が経《た》っても次の食事が体に入ってこないと、体は飢えていると勘違いして新陳代謝のスピードを下げるうえに、糖分を摂りたいという欲求を体にもたらします。あなたの体に余分な脂肪がある・なしには関係ありません。飢えているときにまず使われるのは水分と筋肉で、脂肪が燃えるのは最後の最後。つまり食事制限でお腹をすかせてやせようとしても、減らしたい贅肉はなくなりません。無意味な我慢はきょうからやめましょう。

9時間も10時間も食事をとれなければ、体が脂肪をため込みやすくなるのは明白。あまりにもお腹がすいて、一番太りやすい夜ごはんでドカ食いしてしまう危険もあります。

日中は4～5時間ごとに食べて、やせやすい体、ハッピーな心をキープできるようにしましょう。どうしても食事をとる時間が遅くなるときは、健康的な間食でエネルギーチャージを。食事と食事の間をあけすぎない努力は、アンチエイジングにも効果的ですよ。

10 トータルアプローチで美を手に入れて。

美しくなりたい、理想の体型に近づきたい、となると、女性たちは「ならばダイエット」と食事制限に飛びついてしまいがち。ですが、たとえば食事だけ完璧でも、睡眠時間は毎晩3〜4時間、という人はやせられないでしょうし、まったく運動をしていなければ引き締まった美しい脚も手に入れることはできません。美しさやスリムなボディのために、「これだけをすればOK」という、「魔法の薬」はないのです。

健康的な食事、良質で充分な睡眠、そして効果的なエクササイズ、さらに心からリラックスできる時間を持つこと。こうしたすべてが、美しくなるために大切です。ひとつでも大きく欠けては、理想的な美人になるのは難しいでしょう。一点突破主義では手に入らないのが美しさ。トータルアプローチで勝負するべきです。また、短期決戦で美は身につきません。一生のライフスタイルとして、美しさをもたらす生活を体にしみ込ませる必要があります。

ただし、すべてを完璧にしようと自分を追いつめていたら、一生続けることはできません。80％はがんばって、20％は自分を甘やかしてもOKです。食事なら、1週間のうち3食は、太りやすいけれど大好きな食べ物（ただしジャンクフード、ファストフードはNG）をごほうびとして食べてもかまいません。エクササイズも、ときどきはサボっても大丈夫。お友だちと盛り上がってすごく楽しい時間を過ごせたなら、ごくたまに寝不足の夜があってもよしとしましょう。無理なく健康的に、美しくなるプロセスそのものを楽しめるようにしてください。

人生を楽しむあなたは輝いているはず。その輝きが、あなたの美しさをつくり出す最大の魅力となることを、決して忘れないでくださいね。

STEP

1

見つめる

20の質問

美しくなるためにまず必要なこと。
それは〝いまの自分〟をまっすぐに見つめることです。
どんなものを食べ、どんな生活をしているか？
そして、どんな自分になりたいのか？
大切なのは、自分と正直に向き合うこと。
改善すべき点が見えてきたら、それは美しさへの第一歩です。

ヘルスチェック

これからの30日間を意識的に過ごすために、これまでの食習慣を見直しておきましょう。体重やBMIを記録するのもひとつのアイディアですが、筋肉は重く、脂肪は軽いので、体重や、体重を使って計算するBMIだけでは体型が変わったのを見逃してしまうことも。お気に入りのジーンズをかっこよくはけているかどうかをチェックしたり、裸で鏡の前に立ち、自分の目でボディラインを確認したりすることを習慣にしてください。

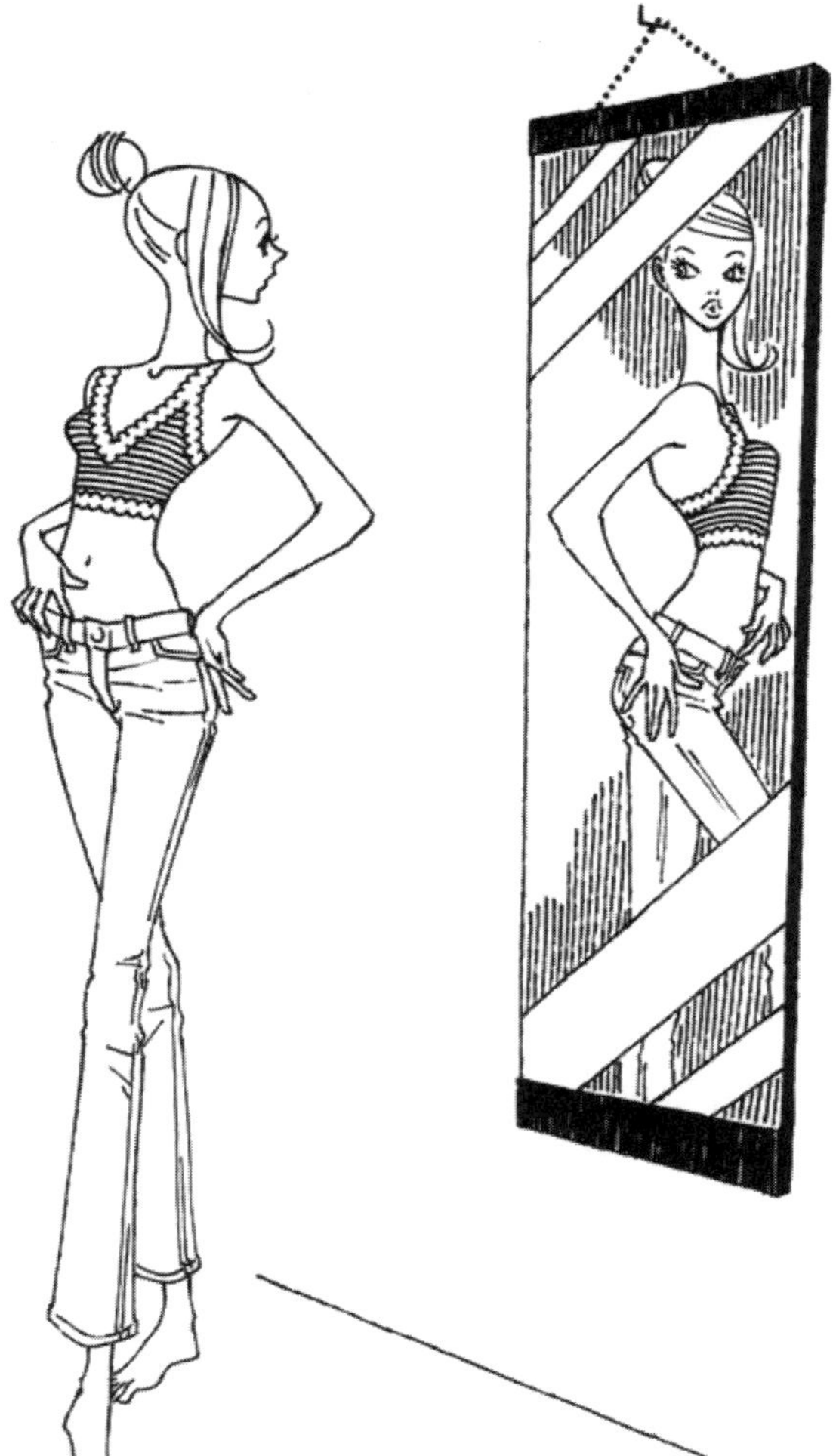

現在の食習慣について

1 カラフルな野菜やフルーツを、1日に5皿以上食べていますか？

Yes / No

しわがなくつややかな肌や理想的な体重、最適な健康状態のためには、抗酸化成分が含まれている、カラフルな野菜やフルーツをバラエティ豊かに食べましょう。

2 魚、大豆製品、卵、鶏肉、ナッツ、プレーンヨーグルトなどのたんぱく質を毎食摂っていますか？

Yes / No

これらの食品に含まれるたんぱく質は、髪や肌、爪をつくるコラーゲンのもとになります。やせやすい体づくりにも貢献してくれますよ。

3 魚料理は苦手ですか？

Yes / No

サーモンやいわし、さば、ぶり、まぐろなどの魚にはオメガ3脂肪酸（EPA、DHA）が豊富です。EPAは肌に弾力を与え、DHAは脳の働きを助けてハッピーなマインドをつくります。

4 低脂肪の食べ物を好んで選び、脂肪分の少ない食事をとるようにしていますか？

Yes / No

必要な油が足りなくなると、肌が乾燥したり、爪がもろくなったり。質のいい油はやせやすい体質になる手助けもしてくれるのです。

5 コーン油、ひまわり油、紅花油、大豆油を料理に使いますか？

Yes / No

摂りすぎると老化を加速させるこうした油を普段の料理で日常的に使うのは避けましょう。市販のドレッシングにもよく使われているので、買い物かごに入れる前に原材料をチェックして。

6 バターのかわりにマーガリンを使っていますか？

Yes / No

トランス脂肪酸を含んでいるマーガリンにはサヨナラを。オリーブオイルかバターをかわりに使いましょう。

7 揚げ物を頻繁に食べますか？

Yes / No

とんかつや唐揚げ、天ぷらなど、高温の油で調理した揚げ物にはトランス脂肪酸が含まれます。美と健康、ホルモンバランスに大きな悪影響があります。

8 フライドポテトを食べますか？

Yes / No

フライドポテトは、婦人科系の問題を引き起こす危険なトランス脂肪酸の塊です。太りやすさもトップ級。やめましょう。

9 パン、パスタ、白米などの白い炭水化物を毎日食べますか？

Yes / No

精製された白い炭水化物にはまったく栄養がないですし、繊維質が含まれていないのが問題。体重増加や老化を加速させてしまいます。

10 クッキーや菓子パン、ケーキ、ドーナッツなどの焼き菓子を週に何度か食べますか？

Yes / No

こうしたお菓子のほとんどに含まれるショートニングやマーガリンなどのトランス脂肪酸は老化を早めます。不妊症のリスクもはね上がるおそれがあるのです。含まれる砂糖も美の大敵ですよ。

11 加糖されたソフトドリンクや甘くしたコーヒーを飲みますか？

Yes / No

糖分の摂りすぎはしみやしわ、たるみに直結します。かわりにたくさんの水と緑茶を飲みましょう。

12 ハンバーガーショップなどのファストフード店で少なくとも週１回は食事をしますか？

Yes / No

どれほどおいしくて安くて手軽でも、ファストフードは無価値。トランス脂肪酸と砂糖、塩という高い中毒性を潜ませる組み合わせに、さらに人工添加物がたっぷり使われ、美と健康の大敵です。

13 ハムやソーセージ、ウインナーを週１回以上食べますか？

Yes / No

こうした加工肉製品は、亜硝酸ナトリウムなどの化学合成された添加物や保存料と一緒に袋にパックされています。塩分も非常に多く、またがんのリスクを高めるという研究も。控えるようにしましょう。

14 電子レンジで食べ物を温めることがよくありますか？

Yes / No

電子レンジの電磁波は、食べ物に含まれるアンチエイジング成分などの、大切な栄養の多くを破壊するおそれがあります。なるべく使用を控えましょう。

現在の体調について

15 鼻が詰まる、または鼻水が止まらないことがよくありますか？

Yes / No

牛乳や小麦に対してアレルギーや不耐性がある、または糖分や精製された炭水化物など、免疫力を落とすものを食べすぎているというサインかもしれません。寝不足も理由になりえます。

16 咳が出たり、風邪を引いたりすることがよくありますか？

Yes / No

不規則な、または栄養の足りない食生活で免疫力が落ちているということもありえるし、もっと睡眠が必要というシグナルかもしれません。たったひと晩の睡眠不足でも免疫力を低下させてしまうのです。

17 食後にお腹が張る、腹痛がする、おならが出るなどの状態になりますか？

Yes / No

食べるのが速すぎるのかもしれません。乳製品や小麦、卵などにアレルギーや不耐性があるということも考えられます。

18 朝起きたとき、体が硬いと感じますか？

Yes / No

バランスのとれていない食事や好ましくないライフスタイルの影響で、体が炎症を起こしていると考えられます。もっとストレッチなどのエクササイズをした方がいいかもしれません。

19 目覚めたときはリフレッシュした気分ですか？

Yes / No

もしリフレッシュできていないなら、睡眠が足りていないのでしょう。眠る前の３時間は食事をせず、１時間前には携帯電話やパソコンの使用を終えましょう。

20 目の下にクマはありますか？

Yes / No

アレルギーや栄養不足、鼻炎または睡眠不足から来る症状のひとつかもしれません。遺伝性のものもあります。

◇アドバイス

1、2、19 以外の問いに対する「*Yes*」が多い方は要注意です。これを機に自分の食習慣、生活習慣を見直しましょう。30 日プログラムを終えた段階でもう一度質問に答えてみて、実施前の答えと比較してみるのもよいでしょう。

ショッピングリスト

よりよい食生活を目指すときには、よく使う食材をよりよいものに変えることも大事。常備しておくと便利な食材や調味料を紹介します。これからのあなたに必要なものをリストアップし、お買い物の参考にしてください。もちろん、すべての食品で人工添加物などを含まないことが大前提。できるだけオーガニックのものを選んでください。

◯穀類

□ 玄米
□ 玄米パスタ
□ キヌア
□ ミューズリー（オートミールなどの未精製の穀類や種実類、ドライフルーツなどをあわせたもの）
□ オートミール（オーツ麦）
□ 大麦

◯乾燥豆類

□ 大豆
□ 黒豆
□ 小豆
□ レンズ豆
□ ひよこ豆
□ いんげん豆
□ 白いんげん豆
□ うずら豆

○パン類

□ ライ麦100％パン
□ パンパーニッケル（ドイツのライ麦パン）
□ 米粉100％パン

○缶詰

□ サーモン、まぐろ、サーディン（いわし）、さばの水煮缶またはオリーブオイル漬け
□ アンチョビフィレ
□ 大豆、ひよこ豆、レンズ豆、白いんげん豆、カネリーニビーンズなどの水煮缶
□ トマトの水煮缶

○乳製品と卵

□ 放し飼いでオーガニックの鶏の卵
□ プレーンヨーグルト（特に添加物に注意）

○大豆製品

□ 豆腐
□ 味噌
□ 納豆
□ テンペ（大豆の発酵食品）

○油（すべて低温圧搾のもの）

□ エクストラバージンオリーブオイル
□ フラックスシードオイル（亜麻仁油）
□ アボカドオイル
□ マカダミアナッツオイル
□ ごま油
□ ヘンプオイル

○ナッツ類

☐ アーモンド
☐ くるみ
☐ マカダミアナッツ
☐ ペカンナッツ
☐ かぼちゃの種
☐ 松の実
☐ ごま

○ドライフルーツ / 乾燥野菜（特に添加物に注意）

☐ プルーン
☐ いちじく
☐ デーツ（なつめやし）
☐ レーズン
☐ アプリコット
☐ クランベリー
☐ ブルーベリー
☐ 干しいも

○調味料

☐ りんご酢
☐ バルサミコ酢
☐ 天然海塩・天然岩塩
☐ こしょう
☐ たまり醤油
☐ 本みりん
☐ 日本酒
☐ オーガニックの鶏がらスープの素

○チョコレート

☐ ダークチョコレート（カカオ 70% 以上）
☐ カカオパウダー

◯甘味料

□ アガベシロップ
□ 玄米シロップ
□ なつめやしの砂糖
□ メープルシロップ
□ 純粋はちみつ
□ ステビア
□ 黒糖（未精製のブラウンシュガー）

◯乾物類

□ 昆布
□ わかめ
□ 海苔
□ ひじき
□ もずく

◯スパイス類

□ バジル
□ とうがらし
□ シナモン（スティックまたはパウダー）
□ コリアンダー（生またはパウダー）
□ クミン（種またはパウダー）
□ カレー粉
□ にんにく
□ しょうが（生またはパウダー）
□ ナツメグ
□ ターメリック（うこん）
□ ミント（生または乾燥したもの）
□ パプリカパウダー
□ ローズマリー（生または乾燥したもの）
□ タイム（生または乾燥したもの）

○飲み物類

□ 緑茶

□ 豆乳

□ ライスミルク

□ トマトジュース

□ 無加糖のアップルジュース、クランベリージュース、ざくろジュース

□ ミネラルウォーター

○ペースト類

□ アーモンドバター

□ ピーナッツバター（無添加でトランス脂肪酸を含まないもの）

□ ねりごま

□ タヒニ（ごまペースト）

○冷凍もの

□ グリーンピース

□ ブルーベリー

□ いちご

○粉類

□ 玄米粉

□ そば粉（十割）

□ 大豆粉

STEP

2

知る

30のベーシック

美しくなるためのプリンシプルを心に刻んだら、
食べたものがどのようにあなたを美しくするのか、深く知ってください。
食べ物、食べ方、そしてライフスタイルが変われば、体も心も変わります。
正しい知識を身につけることで、
美をつくる食生活、美を育むライフスタイルを
自分で組み立てることができるようになります。
いつでも、そしていつまでも、
あなたが最高に美しいあなたとして輝くために、
知っておきたい30の基本をお伝えしましょう。

1 食べ物であなたは生まれ変わる。

“You are what you eat”——あなたは自分の食べたものでできている。

有名な英語のフレーズです。そして、これはまさに真実です。

私たちの体には100兆個ともいわれる膨大な数の細胞があります。それぞれの細胞が最適な働きをするためには、毎日すべての細胞に栄養が供給される必要がありますが、栄養の素となる食べ物の質によって、それを受け取る細胞の働きに違いが出ます。この結果、すべての内臓の状態や免疫力を含む全身の健康のほか、心の状態や思考力、睡眠のリズムや質、肌のコンディションやボディラインなどに変化が生まれるのです。

また、食べ物は遺伝子にとってもっとも重要な情報です。遺伝子は、バイタリティから病気のリスク、老化のスピードに至るまで、人生のすべてに関与します。つまり、食べ物で遺伝子の働きは変わり、そして食べ物であなたは生まれ変わることができるのです。

では、**美しく生まれ変わるにはなにを食べればよいでしょうか。鍵はやはりリアルフード。新鮮で、未精製で、不必要な混ぜ物を加えられておらず、化学物質やホルモン剤、抗生物質を使われていない、まるごとの食べ物を食べましょう。**

野菜やフルーツ、豆類や魚などの食材そのものは、わかりやすいリアルフードの例でしょう。さらに、たとえば、豆腐や味噌は大豆をまるごと使ってつくったリアルフード。でも、肉類を大きく加工し、添加物を山盛りにしたソーセージを、リアルフードとは呼びません。精製小麦や添加物で固められた栄養バーは、手軽に栄養が摂れる印象を与えますが、残念ながら私たちの期待には応えてくれないでしょう。

食材が加工され、精製される過程で、美しさに必要な大事な栄養素が抜け落ちます。そのような加工食品を食べても意味がありません。食べ物が本来もたらしてくれるはずの栄養も含まないどころか、あなたを老けさせる悪影響だけ持っているおそれもあります。

あなたをますます美しくする〝本物の食べ物〟と、あなたを不健康で不機嫌にし、おまけにあなたの美を損なう〝食べ物もどき〟の、どちらを食べたいですか？　食材を見きわめる目を磨き、美しく生まれ変わるための食事を日々堪能してください。

2 太るもやせるも血糖値が決め手。

あなたをつくる食べ物は、ものによってはあなたを太らせたり、あるいはスリムな体づくりに貢献したりします。輝く肌を生み出したり、反対にしみやしわを増やしたりもします。ハッピーでバイタリティあふれる気分を持てるか、またはイライラして不安定な気持ちになってしまうかの分かれ目もつくりますし、満腹感が長続きするか、それとも食後2時間ぐらいするとすぐに甘いものが欲しくなって、ついついおやつを食べてしまうかどうかも、食べ物の内容によって変わります。こうしたことのすべてを左右するのが、血糖値をめぐる体の仕組みです。

食べたものは体内で分解され、一部がグルコース（ブドウ糖）になり、血液中に吸収されます。この血液の中のグルコースの濃度を、血糖値といいます。

食事をして血糖値が上がると、インスリンというホルモンが分泌されますが、血糖値が急上昇すると、インスリンも大量に出されます。これがやっかいで、過剰なインスリンは細胞の中にたくさんの糖分をたくわえ、体に脂肪をつけるのです。このため、血糖値を急に上げると、太りやすい体をつくることにつながります。

さらに、急激に上がった血糖値は、ガクンと急降下します。大きな変化に慌てた体は急いで糖分を補給しようとするため、甘いものが欲しくてたまらなくなります。ここで甘いものを食べてしまうと、血糖値はふたたび急上昇。こうして血糖値の急上昇と急降下を繰り返すサイクルにはまってしまうと、いつも空腹で、贅肉がつき、肌は老け込んでしまうという悪影響がもたらされるのです。

食べ物が血糖値を上昇させる度合いを表したものを、GI値と呼びます。血糖値の上がり方がゆるやかな低GI値食品を積極的に選び、血糖値急上昇を引き起こす高GI値食品は避けるようにしましょう。精製された穀類や糖分などはたいてい高GI値食品ですから、気をつけてくださいね。血糖値の急激な上下を引き起こさない食生活を続けていれば、やせやすい体や輝く肌を維持するうれしい好循環が生まれ、あなたの美しさは自然と保たれることでしょう。

3
なぜフライドポテトはあなたを太らせ、ナッツはあなたをスリムにするのか。

「太るカロリー」を避け、「やせるカロリー」で栄養を摂るために、それぞれの具体例をお伝えします。ハーバード大学の研究で、1日の摂取量が増えると、4年間で何キロ増えるのか、あるいは減るのかを、食材ごとに計算したデータがあります。

太る筆頭はフライドポテト。そしてポテトチップスのほか、加糖されたソフトドリンクや、肉類、トランス脂肪酸、お菓子などのデザート、精製された穀類などが続きます。100%フルーツジュースも含まれています。こうした食材で太るのは、じゃがいもに含まれるでんぷんや、精製された穀類や砂糖が、インスリンの分泌をどっと増やすため、満足感が得にくく、食事の総量が多くなってしまうことが原因ではないかと研究チームは推察しています。

揚げ物であるフライドポテトやポテトチップスが含む油や、肉類の油は、体に脂肪をつきやすくする種類の油ですので、それが数字にも表れていますね。

一方、**摂る量を1日1回ずつ増やすとやせるグループにあるのが、まずはヨーグルト。**ヨーグルトが消化管内部のバクテリアによい影響を与えるためやせやすくなるのではないかとされています。ただし、添加物なしのプレーンヨーグルトを選ばないと効果はありません。**ほかにはナッツ、フルーツ、全粒穀類、野菜など。リアルフードがずらりと並びます。**ナッツはしっかりかむ必要があり、また良質な脂肪分と食物繊維を含むので消化に時間がかかることから、お腹がいっぱいの状態が長く続き、次の食事で食べる量が減るため、やせ体質をつくる、と分析されています。カロリーの高さ、脂肪分の多さと太りやすさは必ずしも一致せず、むしろやせることもある、というよい見本です。野菜やフルーツなど食物繊維の多いものは血糖値の上昇をゆるやかにするので、意外かもしれませんが、本当は満腹感が長続きしやすい食材。ただし、甘いフルーツは果汁だけのジュースにすると食物繊維を失い、糖分過多になり、太りやすい飲み物になってしまうので要注意。特に朝起きたばかりの空腹時に飲んでいては増量の危機です。

理想的なボディラインを手に入れるための食材選びを目指し、ぜひ表の中身を頭に入れておいてくださいね。

（ただしトランス脂肪酸は食べる回数ではなくカロリーに占める割合の増加による）

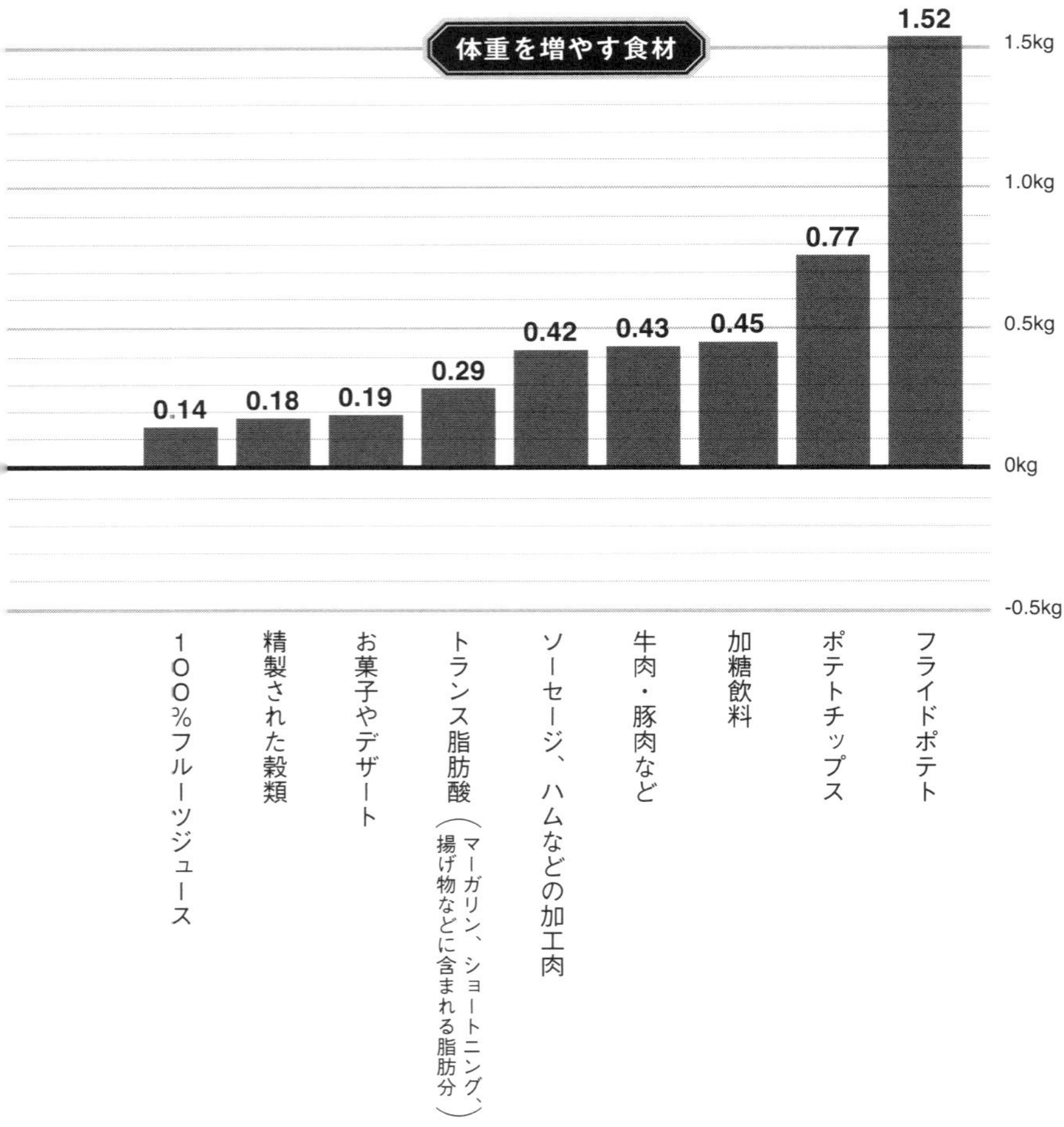

4年間、食べる回数を1日1回多くすると増える体重、または減る体重

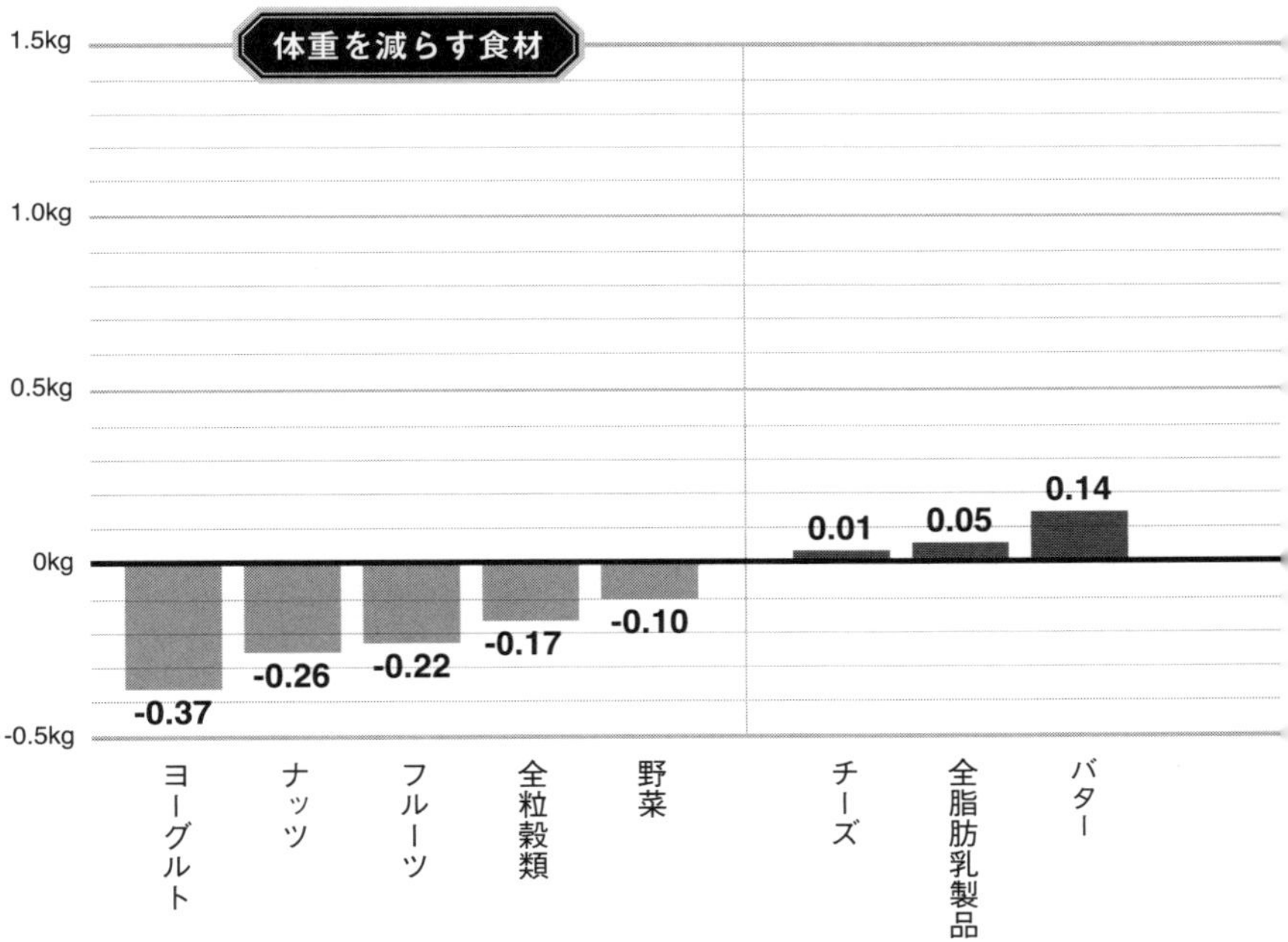

参考文献

Mozaffarian, D. et al., "Changes in Diet and Lifestyle and Long-Term Weight Gain in Women and Men", The New England Journal of Medicine, June 2011, vol. 364, pp. 2392-2404

Oz, Mehmet, "What to Eat Now: Uncovering the myths about food by Dr. Oz" Time Magazine, 12 September 2011, pp. 38-43

4

良質なたんぱく質がシャープなフェイスラインをつくります。

たんぱく質が足りず、さらに炭水化物が過剰になっていると、その食生活は顔に出てしまうことを知っていますか？　証拠は、たるんだフェイスライン。こうした顔の輪郭に、英語では“High-carb, low-protein face（炭水化物過多、たんぱく質不足顔）”という名前までついています。日本の若い女性の食生活は、現在たんぱく質が足りずに炭水化物が過剰になることが多いようで、残念ながら、美しい日本の女性たちの中に、“High-carb, low-protein face”をしばしば見かけます。**二重あごや、ぼやけた輪郭を抜け出し、シャープなフェイスラインを手に入れるために、良質なたんぱく質を毎食必ず摂ってください。**

よいたんぱく質は、魚介類や豆、放し飼いの鶏、オーガニックの卵、プレーンヨーグルト、ナッツなどに含まれています。一方で、たんぱく源として名高い牛肉や豚肉などの肉類は、含まれる脂肪分が老化の呼び水となる炎症を起こしやすい種類で、さらに、残念ながら「太るカロリー」の仲間に挙げられています。なるべく控えめにし、食べる場合にも霜降りのお肉は避け、脂肪分の少ない赤身のものを。そして肉類のかわりに魚介類の摂取量を増やしましょう。特に魚は週に4回は食べる生活をおすすめします。

次の食事までの間により多くの脂肪を燃やす働きがあるのがたんぱく質。そう聞けば、ますます毎食摂りたくなりますよね。少量でも満腹感が続き、健康な血糖値を保ち、やせやすく老けにくい体をつくるのを助けてくれる働きもあり、見逃せません。

また、肌や髪、爪などの素材になるのがたんぱく質ですから、良質なたんぱく質を摂れば、肌は輝き、髪はきらめき、爪は美しく丈夫になることが容易に想像できるはずです。心臓などの重要な臓器の主な材料になっているのもたんぱく質で、健康への貢献も多大なものがあります。

キリッとシャープな輪郭のためにも、スリムな体型を手に入れるためにも、美と健康に関する多くのトラブルを遠ざけるためにも、すべての食事でたんぱく質を摂ることを忘れないでくださいね。

5

食物繊維は、体内を掃除する〝天然のブラシ〟です。

食物繊維を摂れば摂るほど、余分な体重は減ります。ハーバード大学による大規模な研究でも、食物繊維を一番多く摂取するグループの女性たちは、そうでない女性に比べてスリムだと結論づけられました。食物繊維は基本的には食べても消化することができないにもかかわらず、体にとって大切な役割を担っているのです。

まず、食事をして口から入った食物繊維は、体内で膨張し、消化管の中を通り抜けますが、これはあたかも、〝天然のブラシ〟が腸の中をやさしく掃除しているようなもの。お掃除を終えた食物繊維は、体にとって有害な毒素を引き連れて、体の外へ放出されますが、体内でのこの有意義な働きぶりによって、あなたの消化器官は最高のコンディションに保たれます。

また、少なくない数の女性が悩みを抱えるお通じを楽に、コンスタントに整えてくれるのも繊維の働きです。

また、食物繊維は特定の腸のホルモンの分泌を促すことで、食事の早い段階で満腹になったという信号を届けてくれます。その食物繊維がもたらす満腹感は長く続くため、空腹の訪れからあなたを遠ざけます。このため、**食物繊維を摂ることで、次の食事で食べる量が減り、余分な体重も落ちることでしょう。消化のスピードをゆっくりにし、血糖値の上昇にブレーキをかけますから、やせやすい体、老化しにくい肌のサイクルを生み出すために大切な栄養素といえるのです。**

食物繊維が豊富な食べ物は、野菜、フルーツ、オートミール（オーツ麦）、大麦、レンズ豆やえんどう豆などの豆類、アーモンドやくるみなどのナッツ類、玄米などの全粒穀類が代表的です。ドライプルーンやドライいちじくは特に食物繊維の多いおやつとしておすすめします。反対に食物繊維をまったく含まない、白い食パンなどの精製された炭水化物は、血糖値をはね上げるため、あなたを太りやすくし、肌の老化するスピードを速めます。

健康的な体重や美しい肌のためには、食物繊維が豊富な食べ物が不可欠。どんなに摂っても摂りすぎることはないと心して、毎日積極的に摂るようにしてください。

6 良質な炭水化物で、甘いお菓子の「衝動食い」をストップ。

炭水化物を敵視しないでください。「食べたら太る」と思い込むのは早合点。ここでも問題になるのは、その炭水化物の「質」です。

炭水化物は体内で分解されてグルコースになり、体にとって重要なエネルギーを生み出します。特に、脳にとってグルコースはガソリンのようなもの。全身のグルコースのうち20％をも脳が消費するほど、大量のグルコースを必要としています。ですから、あなたが考えたり、息をしたり、動いたりする、そのすべてに炭水化物が貢献しているのです。炭水化物が足りないと、疲れやすくなり、フラフラし、そして不機嫌になってしまいます。

良質な炭水化物は、エネルギー効率が非常によい食べ物。栄養価が高く、ビタミンや食物繊維を含んでいるため、血糖値を安定させ、長い満腹感をもたらします。**精製されていない、**

玄米などの全粒穀類でお腹が満たされていれば、ジャンクな太りやすい食べ物に飛びついてしまうことがなくなるでしょう。ドーナッツなどの砂糖たっぷりの甘いお菓子が欲しくてたまらなくなるのは、血糖値のアップダウンが引き起こす衝動だからです。「手っ取り早くエネルギーになるものを口に入れなくては！」と体が信号を出すような状況をつくりださないためにも、血糖値が常にゆるやかに上下するように、食事の内容に気を配る必要があります。

ただ、良質な炭水化物でも、食事の中で多くなりすぎないように気をつけて。穀類は1食に手のひらの厚みと大きさの半分ぐらい、つまり、女性はお茶碗に半分ぐらいで充分です。食べた後に睡魔に襲われてしまったら、それはおそらく炭水化物を摂りすぎたサイン。パスタやサンドイッチを楽しむときには、穀類が全粒かどうかだけでなく、魚介類や豆類、ヘルシーなチーズなどのたんぱく質の具をたっぷり含んでいるかに注目しましょう。サラダ、そしてお魚のグリルなどたんぱく質のメイン料理も一緒に注文できればベター。常にたんぱく質とたっぷりの野菜やフルーツとともに食べてくださいね。

精製されていない炭水化物の例

大麦、キヌア、きび・あわ・ひえなどの雑穀、十割そば（田舎そばまたは挽きぐるみを）、玄米、ライ麦パン、レンズ豆・ひよこ豆などの豆類

7 毎日菓子パンを食べながら、美人になれるなんて思わないで。

コンビニでも、駅の売店でも、スーパーでも売っているから手に入りやすく、お財布にやさしい値段で、しかもふんわりサクサク、甘くておいしい、みんなが大好きなもの。それが菓子パンですよね。ついつい買ってしまうというあなた、朝ごはんやおやつの常連にしているというあなた、美しくなりたいなら、菓子パン愛好家の肩書きは返上してください。

お話ししたように、菓子パンは、食べるとすぐに体に吸収される「太りやすいカロリー」の大本命。ここで強くお伝えしたいのは、精製された小麦などの穀類でつくられている商品が、どのようにあなたの美を奪うのか、ということです。

穀類が精製される過程で、ぬかやふすま、薄皮や胚芽などが取り去られるとともに、ほとんどの栄養分と、大部分の食物繊維が抜け落ちてしまいます。全粒の状態で食べれば、ビタミンやミネラル、抗酸化成分などが豊富に含まれていて、たるみ知らずのしなやかなツルツル肌をつくる成分を摂れるのに、精製してしまうと、反対に肌が老化するスピードを速める食べ物になってしまうのです。

そのうえ、精製された炭水化物を摂りすぎると、メンタルにも大きく影響します。疲れやすくなったり、イライラしたり、怒りっぽくなったり、落ち込んだりといった、望ましくない心の状態を引き寄せることが報告されています。また、ウエストを太くするのも精製された炭水化物の悪業のひとつですが、最近の研究では、脂肪肝を引き起こすリスクがあることもあきらかになりました。

菓子パンは精製小麦を使っているだけでなく、添加物や甘味料がどっさりで、さらにトランス脂肪酸を含みますから、肌とボディラインへの悪影響が2乗、3乗されている食べ物。どうしても食べたくなって、ごくたまに口にする場合には、必ず食事の直後に食べるようにしてください。

健康を守り、ハッピーで美しいあなたであり続けるために、美人になれる未精製の炭水化物と仲良くする生活を始めましょう。

精製された炭水化物の例

食パンなどの白いパン、バゲット、砂糖、キャンディー、100％全粒粉ではないクッキー・ビスケット・ケーキ・ベーグル・ドーナッツ・スコーン・マフィン・菓子パン・メロンパン・デニッシュ・シリアル、ポテトチップス、スナック菓子

8
白い食パンも、体にとっては砂糖の塊にすぎません。

真っ白な食パンをきつね色にこんがり焼いたトーストを、ヘルシーな朝ごはんの定番だと思っている方もいらっしゃるかもしれませんね。残念ながら、体にとって白いパンは砂糖と同じ。**砂糖のようにあっという間に体に吸収されて、砂糖同様に血糖値を急上昇させ、そして、砂糖と同じように、すぐに脂肪に変換されて贅肉になってしまいます。**さらに、その後急降下した血糖値のせいで、あなたは忍び寄る空腹の魔の手から逃れることができなくなるでしょう。まさに「太りやすいカロリー」そのものです。

おまけに、小麦には強い中毒性があることが最近の研究で判明したため、ますます砂糖との類似点が増えることになりました。グリアディンという小麦だけに含まれるたんぱく質が、食欲を刺激するうえ、食後に高揚感を呼び起こすので、もっと小麦製品を食べたいと体が求めてしまいます。小麦を抜いて、グリアディンの摂取が止まると、気分が不安定になったり、頭がぼんやりしたり、お腹が鳴るほど強い空腹に襲われる、と研究で指摘されています。これはモルヒネやヘロイン、麻薬などと変わらない禁断症状です。全粒小麦でも、グリアディンの悪影響は同じ。砂糖もコカインより強い中毒性があるとされますので、こちらもなるべく避けたいものです。

精製小麦はまさにメタボの素です。しかし、全粒小麦のパンでも、2枚食べると、甘いチョコバーを1本食べるよりも血糖値がはね上がる、というデータもあります。朝ごはんにはトースト2枚より、卵3つを使ったオムレツの方がずっとやせやすくてヘルシー。ただし、サラダ油やマーガリンで焼いたりしないで、そして、もちろん野菜やフルーツも一緒に食べるのがベストです。

米粉パンは、精製された米粉を使ってはいますが、小麦のパンよりはるかに健康的です。小麦が多くのアレルギーの原因になっているのに対し、お米はアレルギーをほとんど起こしません。100%玄米粉のパンがあれば理想的ですが、100%米粉パンであっても、私はおすすめします。ただし、小麦粉が入っていないかどうか、原材料ラベルを必ずチェックしてくださいね。

9 油なしでは、スリムにも美肌にもなれません。

あなたを上手にやせさせる良質な油。これを味方につける機会をみすみす失う「油抜きダイエット」の無意味さは言わずもがなですが、その危険性についても、栄養の専門家たちはこれまでにもさまざまなところで説いてきたはずです。脳の60％は油でできていますから、油の摂取はホルモンバランスを整えることや、免疫機能の向上など、生きるために重要な体の仕組みにも深くかかわっていますし、新陳代謝のスピードを上げたり、視力や傷の治りなどをよくしたりするためにも大切です。さらには、明るい肌、輝く髪を生み出すのも油の力によるところが大きいといえます。つまり、とにかくあなたの全身が、いい油を求めているのです！

いい油を選ぶ目を持ち、きれいになる油を選んで摂ることができれば、油を怖がる必要はなくなります。ここでは、良質な油の例を具体的にお示ししましょう。

オメガ3脂肪酸という種類の油は、魚やくるみ、フラックスシードに含まれていますが、人間の体ではつくり出すことができない「必須脂肪酸」なので、食べ物から体に取り込む必要があります。オメガ3は、血糖値を安定させてスリムな体づくりにも役立つのはもちろん、ゴージャスな肌にも不可欠です。内側からしっとりとうるおった肌は、オメガ3の恩恵を受けていると思っていいでしょう。また、オメガ3は「ハッピーオイル」とも呼べるほど、心地よい気分に強くかかわる油なので、積極的に摂って、明るい肌と明るい心の両方を一度に手に入れてください。月経前症候群（ＰＭＳ）をやわらげる効果も期待できます。

必須脂肪酸ではないのですが、オメガ9脂肪酸の摂取もおすすめします。筆頭はオリーブオイル。たくさん摂る人ほどしわが少ない、という報告のある、美肌とアンチエイジングのためのオイルです。コールドプレス（低温圧搾）のエクストラバージン（一番搾り）を選びましょう。ほかに、アボカドに含まれる脂肪分、ナッツの脂肪分なども輝く肌の素。これらの油は、魚の脂同様、肉類の油と違って体に脂肪がつきにくい種類なので、怖がる必要はまったくありません。うるおいあふれ、老化と無縁のすこやかな肌のために、1日大さじ1〜2杯以上は良質な油を摂りましょう。満腹になるまでの時間が早まり、ドカ食いも防げるおまけつきですよ。

10

中毒性のある危険な油は、確かにあなたの美を損ないます。

「油を摂ると太る」「にきびができる」などの誤解には、まったく根拠がないわけではありません。ある種類の油を摂りすぎると、確かに太りやすくなりますし、にきびなどの肌トラブルの原因になりもしますので、注意が必要です。

まず、穀類や糖分同様、精製されたものは避けましょう。安価な紅花油、大豆油などに加え、健康への効果をうたったフラックスシードオイル（亜麻仁油）でも、無色のものは精製されていて、期待するような栄養価はありません。フラックスシードオイルは黄色がかったもの、ごま油も茶色のものを選んでください。市販のドレッシングに使われている油はほとんどが精製されているうえ、油をつくるときに加熱していることが多く、ビタミンやフィトケミカルなどの栄養が壊れてしまいます。

それから、オメガ6脂肪酸という種類の油もおすすめできません。サラダ油などの植物油脂に含まれますが、老化をもたらす炎症を促します。現代生活では摂りすぎになっているので、なるべく控えるべき油です。

そして、**一番問題があるのが、トランス脂肪酸という油。口に入れるものの中で、あなたの美と健康の最大の敵となりうるのがトランス脂肪酸です**。すべての揚げ物のほか、マーガリン、ショートニング、ポテトチップス、加工植物油脂など、実にさまざまな食品に含まれますが、こちらは「おすすめしない」程度でなく、「NG」を掲げたい油。メタボの原因となるだけでなく、健康にも肌にも深刻な悪影響が懸念され、海外ではトランス脂肪酸を含む商品の販売を禁止している国もあるほど、危険度は広く知られています。

1日約4グラムの摂取で排卵障害による不妊症のリスクを70％以上高めるという研究もありますが（ちなみに男性の不妊症リスクも上がります）、ドーナッツ1つ、ポテトチップス1袋ですでに4グラム程度のトランス脂肪酸が含まれています。オメガ3をよく摂っている女性に比べ、トランス脂肪酸をよく摂っている女性は48％も子宮内膜症にかかりやすいという研究もあります。うつ病のリスクが上がるというデータもあるのです。

トランス脂肪酸には中毒性があり、またサクサクした食感としっとりしたおいしさを生むうえ、保存料としての役割もあるので、市販されている商品にはよく使われていて、食パンや菓子パンにも入っています。原材料ラベルをよく確認し、「植物油脂」「加工植物油脂」と書いてある場合もトランス脂肪酸とみなし、買うのはやめて棚に戻しましょう。

積極的に摂りたい、いい油を含むもの

- エクストラバージンオリーブオイル、フラックスシードオイル（亜麻仁油・低温圧搾した冷蔵のもの）、マカダミアナッツオイル、アボカドオイル、ヘンプオイル、低温圧搾した未精製のごま油、ココナッツオイルなど
- くるみ、アーモンド、ペカンナッツ、ピスタチオ、カシューナッツ、ヘーゼルナッツなどのナッツ類（油や塩で調味されていないもの）
- フラックスシード（食べる直前に挽く）、かぼちゃの種
- サーモン、さば、まぐろ、いわし、ぶりなどの魚
- アボカド

控えめにしたい油を含むもの

- ひまわり油、紅花油、大豆油、コーン油、綿実油などの精製された油
- アイスクリーム
- 脂肪分の多いチーズ
- バター
- 加工された肉製品（ソーセージ、ハムなど）

控えるべきトランス脂肪酸を含むもの

・精製された白いパン
・マーガリン
・ショートニング
・植物油脂、加工植物油脂
・マヨネーズ
・ポテトチップス、クラッカー、ポップコーンなどの市販のスナック菓子、ショートニングやマーガリンの入ったビスケット
・ドーナッツ、ペストリー、パイ、パウンドケーキなどの焼き菓子

魚介類に含まれるDHAとEPAの量（100グラム中）

アンチョビ（生）	1.449
鯉（加熱済み）	0.451
たら（加熱済み）	0.158
うなぎ（加熱済み）	0.189
ひらめ・かれい（加熱済み）	0.501
にしん（加熱済み）	2.014
さば（加熱済み）	1.848
サーモン（加熱済み）	2.147
いわし（オイル漬け缶詰）	0.982
めかじき（加熱済み）	0.819
ます（加熱済み）	0.936
かつお（加熱済み）	0.328
蟹（アラスカタラバガニ、加熱済み）	0.413
海老（加熱済み）	0.315
伊勢海老（加熱済み）	0.480
あさり（加熱済み）	0.284
ムール貝（加熱済み）	0.782
たこ（加熱済み）	0.314
牡蠣（養殖、加熱済み）	0.440

研究資料
EPA and DHA Content of Fish Species Original Food Guide Pyramid Patterns and Description of USDA Analyses, 2005

11 ビタミンCだけ摂って安心しないで。

「にんじんを食べなさい！　ビタミンたっぷりで体にいいのよ」と、子どもの頃、お母さんやおばあちゃんに言われた方も多いでしょう。「体にいい」というビタミン、具体的には一体どんなものなのでしょうか？

ビタミンとは、いわば元気の素。必須ビタミンと呼ばれる13種の栄養素は、すこやかな体と肌に不可欠なものです。人間がみずからつくり出すことができないものですが、幸いにも、ビタミンを含んだおいしい食べ物は、野菜やフルーツを筆頭に、この世にたくさん存在します。

ビタミンを摂るときに気をつけたいのが、そのビタミンが油に溶けやすい脂溶性ビタミンか、あるいは水に溶けやすい水溶性ビタミンか、という性質の違いです。

脂溶性ビタミンなら、オイルで調理したり、ドレッシングをかけたりして油と一緒に食べないとうまく吸収されないので、必ず良質のオイルをおともにしてください。にんじんやかぼちゃ、そしてほうれんそうなどの濃い緑色の葉野菜などから摂れるビタミンAが脂溶性ビタミンの代表格です。

一方、水溶性ビタミンは、水分に溶けて簡単に体から失われるので、ビタミンの中でも特に毎日たくさん摂る必要があります。水溶性ビタミンとしてよく知られているのがビタミンC。コラーゲンの合成を促進し、しわを予防する働きがあり、女性にうれしいビタミンといえます。ブロッコリーなどの野菜、そしてキウイやいちごなどのフルーツにはビタミンCが豊富に含まれるので、積極的に食べるようにしましょう。

食べ物によって含まれるビタミンは違いますが、それぞれのビタミンにはそれぞれに異なる大事な役割があります。ビタミンを野球チームのメンバーだと思ってください。**すばらしいピッチャーがひとりいても、ほかの野手がまったくいなければ、試合はできませんよね。ビタミンも同じです。ビタミンCだけ摂っていても美肌にはなれませんし、ビタミンDだけ摂取しても骨は丈夫になりません。**多くの種類のビタミンを摂れるように、さまざまに違った食材を食べてください。

脂溶性ビタミン

【ビタミンA】
働き——抗酸化作用、肌の乾燥予防、にきび予防、視力維持、ホルモン生成、骨の強化、免疫力の強化
豊富な食材——卵黄、にんじん、さつまいも、かぼちゃ、ブロッコリー、ほうれんそうなどの濃い緑色の葉野菜（食材に含まれるベータカロテンが体内でビタミンAに変換されます）

【ビタミンD】
働き——強い骨の生成、健康な免疫系づくり
豊富な食材——いわしの缶詰、サーモン、ツナ、海老、卵

【ビタミンE】
働き——強力な抗酸化作用、肌細胞の保護、皮膚組織の回復補助
豊富な食材——アーモンド、ひまわりの種、ごま油、落花生油、ピーナッツ、オリーブオイル、ほうれんそう、オートミール（オーツ麦）、アスパラガス、サーモン、玄米

【ビタミンK】
働き——血液凝固作用、骨の強化
豊富な食材——ブロッコリー、レタス、キャベツ、ほうれんそう、クレソン、アスパラガス、オートミール（オーツ麦）、グリーンピース

水溶性ビタミン

【ビタミンB群［ビタミンB_1（チアミン）、ビタミンB_2（リボフラビン）、ビタミンB_3（ナイアシン）、ビタミンB_5（パントテン酸）、ビタミンB_6（ピリドキシン）、ビタミンB_{12}（コバラミン）、葉酸、ビオチン］】
働き——皮膚組織の再生と回復、肌の油分を最適な状態に保つ効果、エネルギーづくり
豊富な食材——濃い緑色の葉野菜、玄米などの全粒穀物、アーモンドやピーナッツなどのナッツ類、そば粉、鶏肉、レンズ豆などの豆類、卵黄、脂肪分の少ないラム肉や牛肉などの赤身肉、魚、バナナ

【ビタミンC】
働き——強力な美肌効果、抗酸化作用、コラーゲンの生成、傷の回復、健康的な歯茎の維持
豊富な食材——キウイ、ブロッコリー、パセリ、芽キャベツ、クレソン、カリフラワー、グレープフルーツ、レモン、ほうれんそう、ピーマン、柿、いちご

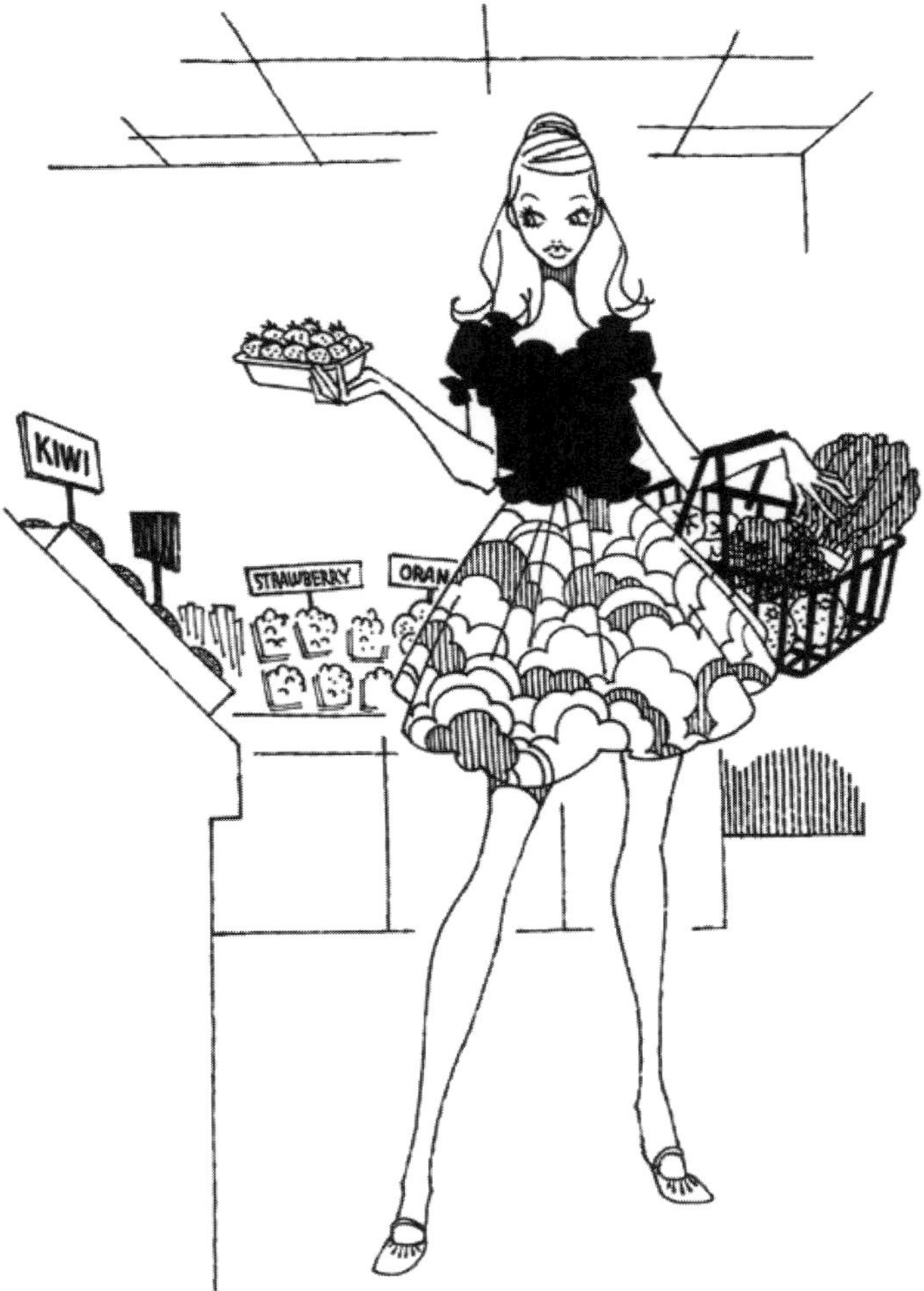
KIWI
STRAWBERRY
ORAN

12 少しの量でも大きく貢献するのがミネラル。

ミネラルは、ビタミン同様、大量に必要な栄養素ではありません。ですが、ミネラルなしでは健康と美肌は逃げていってしまうでしょう。

たとえば、強い骨や丈夫な歯、肺から細胞へ酸素を運ぶこと、ホルモンをつくり出すこと、そして心臓を脈打たせることに至るまでの、数えきれないほど多くの身体機能のために、ミネラルは必要です。

ミネラルのうち、より多く摂りたいのが、カルシウム、マグネシウム、ナトリウム、カリウムの4つです。

日本の方に特に気をつけていただきたいのはカリウム。日本古来の調味料である醤油や味噌に加え、加工食品などに含まれる塩分のために、現代の日本の食生活ではナトリウムの摂取量が多くなりがちで、カリウムの摂取量は少ない傾向があります。ナトリウムの摂取量が多く、カリウムの摂取量が少ないと、血圧が高くなり、心臓などに負担をかけるおそれがありますし、むくみの原因にもなるのです。食卓に載せるすべてのおかずを塩分を含む調味料で味つけしないように気をつけることが大切です。そして、**カリウムは野菜やフルーツに多く含まれるので、ミネラルバランスのためにも野菜やフルーツをよりたくさん摂ってください。**

カルシウムはマグネシウムやビタミンDなど、ほかの栄養素とともに強い骨をつくる役割で知られています。なお、カルシウムとマグネシウムにも相互作用がありますので、どちらかだけたくさん摂ったり、極端に少なくなったりすることがないよう、どちらを含む食材もしっかり食べるようにしてください。ちなみに、アーモンドやドライいちじく、ほうれんそうなどは、カルシウムもマグネシウムも豊富なお役立ち食材です。

ほかにも、亜鉛や鉄分、硫黄、セレニウムは、少量を摂取する必要があります。魚介類や卵、ナッツなどに含まれています。バランスのとれた食生活で、必要量をきちんと摂れるように心がけましょう。

ミネラル

【カルシウム】
働き——健康的な骨と歯の維持、月経前症候群（ＰＭＳ）を軽減、健康的でバランスのとれた神経系に貢献
豊富な食材——昆布、アーモンド、豆腐、ドライいちじく、ヨーグルト、ごま、チンゲンサイ、ブロッコリー、ほうれんそうやケールなどの濃い緑色の葉野菜、ピーナッツ、さばの缶詰、サーモン、骨付きのいわし、大豆

【マグネシウム】
働き——正常な代謝反応を促進、ストレスへの対処、筋肉のリラックス
豊富な食材——アーモンド、そば粉、キヌア、玄米、雑穀、ライ麦、豆腐、ほうれんそうなどの濃い緑色の葉野菜、ドライいちじく、アプリコット、デーツ（なつめやし）、アボカド

【ナトリウム】
働き——健康的な血圧と血液量の維持、一部の栄養素の吸収を促進
豊富な食材——昆布、帆立貝、カッテージチーズ、セロリ、卵、たら、ほうれんそう、ごま

【カリウム】
働き——健康的な水分バランスづくり、健康的な血圧維持、神経系への貢献
豊富な食材——昆布、アーモンド、レーズン、パセリ、デーツ（なつめやし）、いちじく、プルーン、プラム、アボカド、ほうれんそうなどの濃い緑色の葉野菜、雑穀、トマトジュース、マッシュルーム、ブロッコリー、バナナ

【亜鉛】
働き——抗炎症作用、治癒力を促進、健康的なコラーゲンの維持、にきび予防、ホルモンの働きを補助、健康的な免疫力の維持
豊富な食材——牡蠣、しょうが、ペカンナッツ、卵黄、ピーナッツ、アーモンド、くるみ、いわし、鶏肉、そば粉、あさり、はまぐり、アンチョビ、ツナ、脂肪分の少ないラム肉や牛肉などの赤身肉

【鉄分】

働き——健康な赤血球をつくり、体中に酸素を運ぶ役割に貢献

豊富な食材——昆布、かぼちゃの種、雑穀、パセリ、あさり、はまぐり、アーモンド、プルーン、脂肪分の少ないラム肉や牛肉などの赤身肉、レーズン、濃い緑色の葉野菜、牡蠣、ごま、卵、レンズ豆、ピーナッツ

【硫黄】

働き——美しい肌づくり、つやのある髪を生成、爪の強化

豊富な食材——魚、卵、レンズ豆、にんにく、たまねぎ、キャベツ、芽キャベツ、ブロッコリー、チンゲンサイ、カリフラワー、白菜、クレソン、わさび、セロリ

【セレニウム】

働き——抗酸化作用、炎症やダメージから肌細胞を守る効果　健康的な免疫機能づくり

豊富な食材——海老、帆立貝、牡蠣、蟹、サーモン、玄米やオートミールなどの全粒穀類、にんにく、脂肪分の少ない牛肉、マッシュルーム

13 モテ肌の秘密はフィトケミカル。

野菜やフルーツには、ビタミンやミネラル、食物繊維のほかにも、特筆すべきすばらしい栄養素が含まれていることがあきらかになっています。それが、フィトケミカル。「植物からの栄養」という意味の言葉で、栄養界のスーパースターと言ってもいいほど、美と健康への貢献が大きい栄養素です。フィトケミカルという言葉に馴染《なじ》みがなくても、ベータカロテン、リコピン、ポリフェノールなどはご存じの方も多いはず。これらは2万5千種類以上も存在するフィトケミカルのごく一部です。

あなたの美しい肌をつくるために、フィトケミカルは闘います。自然の中で、フィトケミカルは病気や害虫などから植物を守る戦士として働いています。フィトケミカルを含む食材を摂れば、今度はあなたのためにフィトケミカルが活躍するようになります。たとえば、さつまいもやにんじんに含まれるベータカロテンは、それらの野菜を日焼けから守る役割を果たしています。それがあなたの体内に入ると、あなたの肌を紫外線の害から守ってくれるのです。いわば「食べる日焼け止め」です。そのナチュラルでパワフルな効果を利用しない手はありません。

多くのフィトケミカルが抗酸化成分豊富で、抗炎症作用も強いので、アンチエイジングに大きな効果を発揮します。いくつかの例をお示ししますので、すこやかな美しさのために、たくさんのフィトケミカルを積極的に摂り、その力強いビューティー・パワーを自分のものにしてくださいね。

イギリスのブリストル大学の研究者が実施した最近の研究によれば、**フィトケミカルの中の1グループであるカロテノイド類をたくさん摂取すると、異性の目により魅力的に映るようになることがあきらかになりました**。カロテノイド類をより多く摂ることで、肌のつやと輝きが増します。そのつややかな肌は健康のあかしとして認識され、その結果、異性を引きつけるという仕組みのようです。ますます男性を魅了するモテモテのあなたになるためには、カロテノイド類の効果でつやめく肌が不可欠です。ベータカロテンやリコピンを積極的に摂りたくなる理由が増えましたね！

フィトケミカル

【ベータカロテン】

豊富な食材——にんじん、アプリコット、マスクメロン、かぼちゃ、さつまいも、濃い緑色の葉野菜

美への効果——にきびを寄せつけない肌をつくるキープレイヤー。肌に蓄積されることで日焼けから守り、またやわらかくなめらかな肌を保ちます。しわもできにくくなります。

【リコピン】

豊富な食材——トマト（特にトマトペースト）、グアバ、すいか、アプリコット、ピンクグレープフルーツ

美への効果——強力な抗酸化物質で、肌の老化を防ぎます。紫外線から肌を保護するほか、体全体をさまざまなダメージから守ります。にきび対策にも効果的。

【フラボノイド】

豊富な食材——ブロッコリー、りんご、たまねぎ、ベリー類、お茶（紅茶、緑茶、白茶）

美への効果——肌に栄養を運ぶ毛管の壁を強化し、肌細胞が健康的に機能するのを助けます。細胞のターンオーバーと修復のスピードも速めます。

【ポリフェノール】

豊富な食材——ダークチョコレート、生のカカオ、緑茶、ライチ、いちご、ぶどう

美への効果——抗酸化成分がたっぷり。細胞の修復スピードを速め、健康的な細胞の機能を助けます。細胞のターンオーバーを促し、くすんだ肌を改善します。

【アントシアニン】

豊富な食材——ブルーベリー、ダークチェリー、ざくろ、紫色のぶどう、ビーツ、アサイー

美への効果——抜群の抗酸化力。抗炎症作用もあります。肌に血液を届け、薔薇色の頬を生みます。

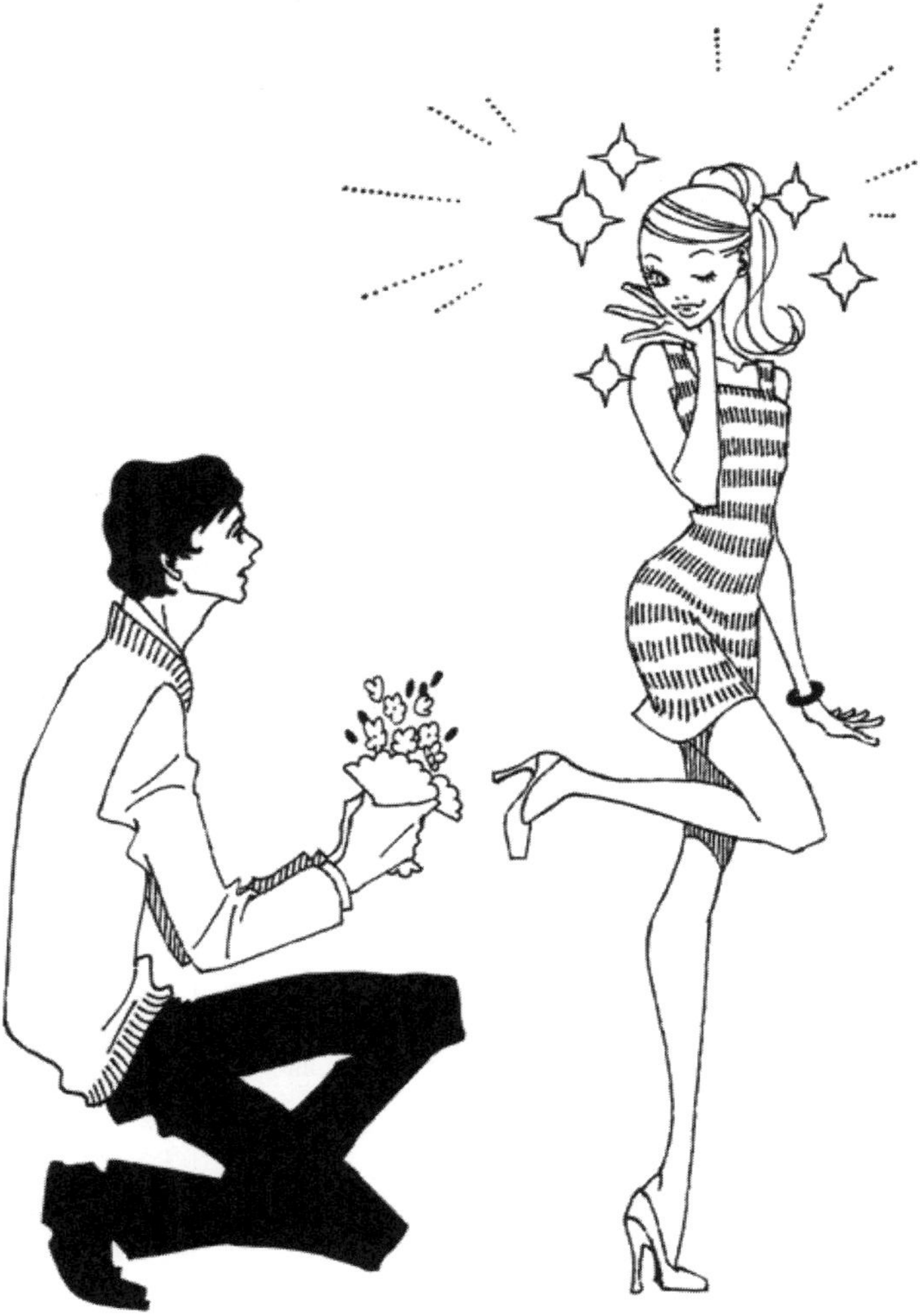

14

自然の色をカラフルに摂れば摂るほど美人になります。

フィトケミカルは、植物にとって色の素になる栄養素でもあります。たとえば、トマトをあざやかな赤にするのはリコピンの働きで、にんじんをオレンジ色にするのはベータカロテンの働き。フィトケミカルはそれぞれに違う色を持っているので、色の違いは含まれるフィトケミカルの違いを示しているといえます。

研究者に言わせれば、私たちはカラフルな野菜やフルーツを充分に食べているとはいえないようです。たとえばレタスやキャベツばかり食べていては、色が偏っていて、違った種類の栄養を摂ることができません。

多くの種類があるフィトケミカルや抗酸化成分は、一緒に食べることで相乗効果を生み出します。これは、たくさんの楽器で深みと迫力のある音楽を生み出すオーケストラのようなもの。**つまり、栄養のオーケストラ効果を目指して、カラフルな野菜やフルーツをバラエティ豊かに摂れば摂るほど、あなたは美しくなれるのです。**

なるべく多くの色の野菜やフルーツを選ぶ参考になるように、色のグループごとに食材をまとめました。常日頃からどの色も積極的に摂ってほしいのですが、緑黄色野菜を一番多く食べる人たちが一番しわが少なく、特にカラスの足跡が少ないという最新の研究がありますので、緑や黄色のグループからは毎日忘れずに選び、若々しい肌をキープしてくださいね。

野菜やフルーツの色別グループ

【緑】
ブロッコリー、ほうれんそう、小松菜、チンゲンサイ、緑色のぶどう、さやいんげんなどの緑色の豆、ロメインレタス、ズッキーニ、アスパラガス、アボカド、芽キャベツ、アーティチョーク、青りんご、キウイ、キャベツ、きゅうり、オクラ、クレソン、ライム

【黄色とオレンジ】
黄桃、みかん、にんじん、かぼちゃ、さつまいも、パイナップル、アプリコット、マスクメロン、グレープフルーツ、レモン、マンゴー、パパイヤ、とうもろこし

【白】
マッシュルーム、カリフラワー、梨、たまねぎ、にんにく、ホワイトアスパラガス、バナナ

【青紫】
ブルーベリー、紫色のぶどう、プラム、なす、ブラックベリー、いちじく、レーズン、プルーン

【赤とピンク】
赤ピーマン、すいか、トマト、いちご、さくらんぼ、クランベリー、ピンクグレープフルーツ、ラディッシュ、ラズベリー、赤キャベツ、赤いりんご

15 サプリは食べ物のかわりにはなりません。

理想的な健康状態や美しさをなるべく簡単に勝ち取りたいと願う人たちにとって、栄養素を固めたサプリメントは「最新鋭の理想食」のように魅力的なものとして映るようです。しかし、サプリは良質なリアルフードの代替にはなりえません。

まるごとのリアルフードを食べると、その食べ物に含まれるビタミンやミネラル、食物繊維、フィトケミカルなど、多くの栄養成分が体内で相乗的に効果を発揮することが確認されています。ですが、「ビタミンC」「カルシウム」など、単独の栄養しか含まないサプリでは、こうした相乗効果を期待することができないのです。

専門家による体のコンディションのチェックも受けずに、安価で人工的なサプリを摂ることはおすすめできません。サプリでひとつの栄養素を偏って多量に摂ることで、調和のとれた栄養素のバランスが崩れてしまい、結果的に健康に害を及ぼすおそれもあります。たとえば、カルシウムを摂りすぎると、体内のマグネシウムのバランスを崩してしまいます。また亜鉛が多すぎれば、体内の銅のバランスに悪影響をもたらします。

また、**サプリに含まれる栄養素は、合成されて化学的につくられた結果、自然に存在するかたちとは異なる状態になっていることもあります。そうした物質は、体に異物として認識されるため、栄養素が体にうまく吸収されないのです。**

そして、多くの研究によると、異なる食材を一緒に食べると、ひとつの食材だけ食べたときより体へのメリットが大きくなることがわかっています。これはもうひとつの相乗効果です。たとえば、トマトとブロッコリーを一緒に食べると、トマトのみ、またはブロッコリーのみを単独で食べた場合より、前立腺の腫瘍《しゅよう》の成長が小さくなるという報告があります。さらに、トマトとブロッコリーの相乗効果は、抗がん剤を含む食事よりもがんの治療に貢献が大きかったというデータもあるのです。

リアルフードを食べること、それも、なるべく多くの種類のリアルフードをバランスよく食べることに勝る特効薬はいまのところない、と、多くの研究結果が示しています。科学がどれほど進歩しても、自然をだますことはできないのです。

16

「生のもの」があなた本来の美しさを解き放ちます。

酵素を含む自然の食材を食べることは、あなたの中にある美しさや健康、バイタリティを解き放つ鍵です。

酵素は食べ物を体内で消化するときに、その食べ物をできるだけ小さく分解し、体が吸収しやすくなるように助ける働きがあります。いわば、消化のための労働力。食べ物をしっかり吸収できなければ、美しい肌をつくる栄養を食材からもらえなくなります。つまり、消化は美容のベースになるものといえます。

自然界に存在する食材には酵素が含まれており、生のものを食べるときには、その食材に含まれる酵素を使って分解し、上手に消化することができます。ですが、調理中の温度が約46度以上になったり、精製されたりすると、酵素は食材の中から失われます。このため、加熱または精製された食品を消化するためには、体内の酵素を消費しなければなりません。

人間はたくさんの酵素を体内に持って生まれてきますが、加齢とともに減るため、69歳以上の人の酵素量は、21〜31歳の人の約30分の1とされます。**生のものを食べ続ければ体内の酵素の貯金に手をつけずにすみますが、調理されたものを食べ続ければ貯金を引き出すことになります。**酵素は消化だけでなく、ＤＮＡの修復など、多くの重要な役割を担っていますから、酵素の貯金はできるだけ長くキープしたいものです。

意識してみれば、現在の私たちの食生活には生のものがとても少ないことに気づくでしょう。1日に1回は必ず、体にとって貴重な、酵素たっぷりの生のものを食べてください。気をつけたいのは、生のものは消化にエネルギーが必要だということ。なので、消化システムが活発に働く早い時間に食べることをおすすめします。朝や昼、そして早い時間の間食に、サラダやフルーツなどを積極的に摂りましょう。食物繊維が豊富な生のものは、とりわけよく噛んでください。

ただし、生のものには体を冷やす作用もあります。冷え性の場合は、摂りすぎは禁物。生のものをより多く食べることは心がけつつ、あくまでも自分の体調をよく確認しながら、美をもたらす酵素と上手におつきあいしてくださいね。

17

食べ物のアンチエイジングパワーはＯＲＡＣ値でわかります。

「ＯＲＡＣ」は、食材が活性酸素を吸収する能力（抗酸化力）を数値で示したもの。活性酸素は体を酸化させ、老けさせるものですから、ＯＲＡＣ値が高いほど、食材の抗酸化力、つまりアンチエイジングパワーが強いということになります。合計約３万のＯＲＡＣ値を１日の食事で摂ると、血液が体を錆《さ》びさせないように働く力である血中の抗酸化レベルが10〜25％アップする、というデータもあります。

高いＯＲＡＣ値を誇ることで有名なのが、アサイー、そしてブルーベリーなどのベリー類です。ほかにもほうれんそうなどの野菜やスパイス類など、目覚ましいアンチエイジングパワーを持つ食材を見つけることができるでしょう。ＯＲＡＣ値の高い食材を積極的に摂って、エイジレス美女を目指しましょうね。

食材の抗酸化力<ＯＲＡＣ値>

【野菜】

加熱済みのアーティチョークのつぼみ（1/2 カップ）＝７９００
生のほうれんそう（１カップ）＝２６００
焼きいも（１本）＝２４００
生のブロッコリー（1/2 カップ）＝１９００
生の紫たまねぎ（１カップ）＝１６００
加熱済みのアスパラガス（1/2 カップ）＝１５００
生の赤ピーマン（１カップ）＝１２００
生のにんじん（１カップ）＝９００
生のカリフラワー（１カップ）＝８００
生のなす（１カップ）＝８００
加熱済みのトマト（1/2 カップ）＝５００
生のレタス（１カップ）＝３００

【フルーツ】

アサイー（25 グラム）＝２５６７５
ブルーベリー（１カップ）＝９７００
ラズベリー（1 カップ）＝６０００
ふじりんご（１つ）＝４７００
プラム（１つ）＝４１００
さくらんぼ（3/4 カップ）＝３５００
オレンジ（１つ）＝３０００
いちご（1/2 カップ）＝２７００
小ぶりのいちじく（２つ）＝２７００
クランベリー（ドライ）（大さじ２杯分）＝２１００
ピンクグレープフルーツ（1/2 個）＝１９００
プルーン（３つ）＝１９００
バナナ（１本）＝１０００
デーツ（なつめやし）（デグレット種 25 グラム）＝９７４
アボカド（1/4 個）＝ ７００

【飲み物】

ブルーベリージュース（1/2 カップ）＝３６００
赤ワイン（カベルネ 1/2 グラス）＝７４００
赤ワイン（テーブル 1/2 グラス）＝５７００
緑茶（１杯）＝３０００

ざくろジュース（1/2 カップ）＝２９００
紅茶（１杯）＝２７００
プルーンジュース（1/2 カップ）＝２６００
グレープフルーツジュース（1/2 カップ）＝１５００
オレンジジュース（1/2 カップ）＝９００
りんごジュース（1/2 カップ）＝５００
レモン果汁入りの水（レモン果汁 28 グラム）＝４００
ライム果汁入りの水（ライム果汁 28 グラム）＝３００
白ワイン（1/2 グラス）＝６００

【豆類】
ブラックビーンズ（1/2 カップ）＝７８００
レンズ豆（1/2 カップ）＝７５００
大豆（1/2 カップ）＝５４００
枝豆（3/4 カップ）＝５４００
ひよこ豆（１カップ）＝１７００

【ナッツ】
ペカンナッツ（４粒）＝２５００
くるみ（３.５粒）＝１９００
ヘーゼルナッツ（８粒）＝１０００
アーモンド（10 粒）＝５００
ピーナッツ（15 粒）＝５００

【チョコレート】
ダークチョコレート（28 グラム）＝ ５９００

【スパイス】
シナモン（小さじ１杯）＝７０００
クローブ（粉末　小さじ１杯）＝６６００
オレガノ（ドライ　小さじ１杯）＝３６００
ターメリック（うこん）（小さじ１杯）＝３５００
カレー粉（小さじ１杯）＝１０００
しょうが（小さじ１杯）＝５００

研究資料
Glassman, K., *The O2 Diet: The Cutting Edge Antioxidant-Based Program That Will Make You Healthy, Thin and Beautiful*, Rodale, 2010
USDA Database for the Oxygen Radical Absorbance Capacity (ORAC) of Selected Foods, Release 2 - May 2010

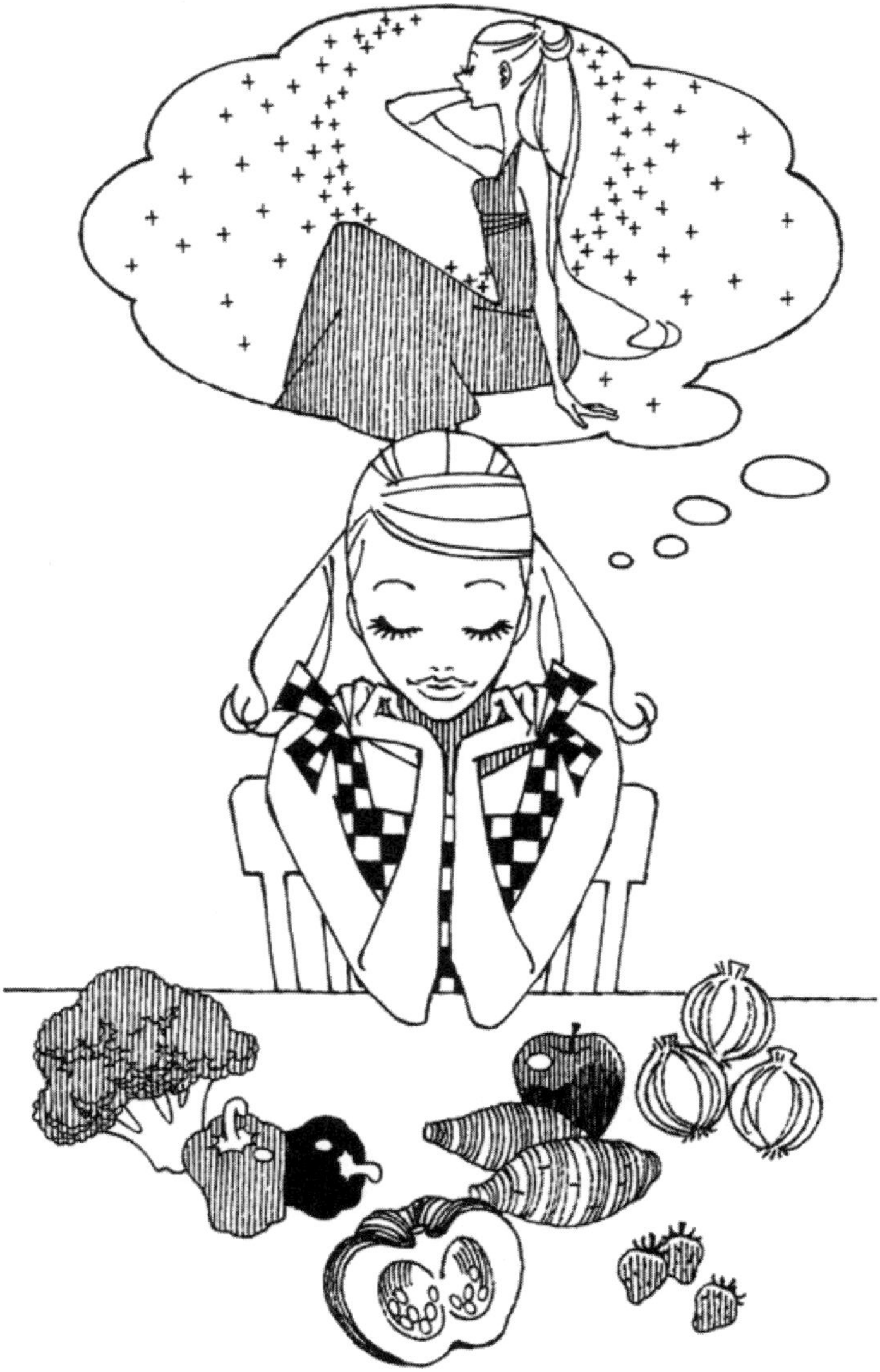

18

お腹がすくのは、水が足りないサインかもしれません。

ちゃんとごはんを食べているのに、なんだかお腹がすく、というあなた。その空腹感はもしかしたら、水を飲めばおさまるかもしれないことを知っていましたか？

体にとって水がどんなに大切かは、説明する必要もないでしょう。あなたの体の60～70%は水でできています。酸素の次に「なければ生きていけないもの」が水。水が飲めなければ、私たちは数日と生き延びることができません。眠かったり、疲れを感じたりするのも、軽い脱水症状を起こしているサインということもあります。**水が足りないと、体にとっては危険な状態と認識されるため、お腹をすかせて水分を含んだ食べ物を体にとり込もうとします。**

ですから、空腹を感じたときには、まずは自分がきちんと水分を摂取できているかを思い返して、足りていないかも、と感じたら、しっかり水を飲むようにしてください。

水を充分に摂ることで、体は栄養を細胞に届けることができるようになります。さらに、老廃物や毒素を排出させるのも水の役割。そして、体がしっかりうるおっていれば、肌もみずみずしくうるおって輝くということも見逃せません。

水はくすみ肌撃退のゴールドメダリスト。水が足りないと、グレーがかった生気のない乾燥肌になるおそれがありますが、水分をしっかり摂ることで肌はうるおい、みずみずしく、ふっくらとはりのある美しさを保つことができるでしょう。

1日にコップ8杯（約1・2リットル）の水を必ず飲み、肌を含む全身をうるおわせてください。運動するときには、さらに汗で失われる分もプラスして飲むようにしましょう。水を飲むとむくみやすいと思っている方もいるようですが、本当は逆で、水が足りないと、細胞に水分をため込もうとする作用が働き、むくみやすくなります。むくみ解消のためにも、積極的に水を飲んでください。

ここでひとつご注意を。1日にコップ8杯必要な「水」というのは、文字通り「水」のことです。カフェインを含むコーヒーや紅茶は利尿作用がありますので、「水」にはカウントしないでください。当然ながら、甘いソフトドリンクは論外です！

19

ハーブやスパイスのきいた食事は、エイジレス美女のためのもの。

脇役的な存在と位置づけられがちなスパイス。食事に風味や香りを加えるだけでなく、口に入れることで美しくなる効果は決して小さくありません。

ターメリック（うこん）にはクルクミンという強力な抗酸化成分が含まれていて、老化知らずの体づくりを助けてくれます。老化を引き起こす炎症を抑える効果もあり、アンチエイジングのための働きは絶大です。

しょうがも健康で若々しい肌をキープするためのお役立ちスパイス。肌のしわやしみの原因のひとつとなるＡＧＥ（糖化最終産物）ができるのを93％も防ぐ効果が研究によって証明されています。

そして、**特におすすめしたいのがシナモン。研究によると、たった小さじ2分の1の量の**

シナモンが、血糖値を低く抑えるなど、美と健康への多くのプラス効果があることがわかりました。少量のシナモンが太りにくい体の仕組みづくりに貢献するのですから、うれしいデータですよね。カプチーノやチャイなどの飲み物にプラスしたり、りんごやかぼちゃ、さつまいもを使った自然な甘みのデザートをつくったりするときにも、風味がついていいアクセントになりますので、ぜひ入れてみてください。シナモンにもＡＧＥの生成を予防する作用があります。

オレガノやパセリ、クローブなどのハーブやスパイスも、力強い抗酸化成分を含んでいます。安価な調味料ではなく、新鮮なハーブとスパイスを積極的に使って、いつまでも続くフレッシュで若々しい美しさを手に入れましょう。ハーブやスパイスでアクセントをつければ、塩や砂糖の使いすぎも防ぐことができるはずです。

お魚にバジルやコリアンダー、イタリアンパセリを合わせたり、豆のスープにタイムやオレガノを加えたり、好きな味を求めて実験してみてください。豆腐や野菜のソテーなど、淡白な味わいの食材には、相性のいいハーブやスパイスがたくさんあるはず。お好みのものを組み合わせて、おいしくて美しくなる新しいレシピをつくってみてくださいね。

20

昆布への原点回帰が、スリムな美女の味わい深い食卓をつくります。

リアルフードを使った加工食品や、お店や自宅での食事でも、気をつけなければならないものがあります。それは、人工調味料などの添加物です。

うま味調味料として有名なMSG（グルタミン酸ナトリウム）のような添加物は、舌の味覚細胞を刺激する作用があります。このため、食材に加えることで、その食材の味を舌がより強く知覚し、「おいしい」と感じさせる効果があるのです。

「味気のない」食材でも、「味わい深い」ように感じさせるほど、MSGはパワフルな調味料ですが、問題も多く指摘されています。**最新の研究によれば、MSGをもっとも多く摂取していた人たち（1日約5グラム）は、肥満になるリスクが約30％も高まるなど、MSGの摂取で太りやすくなるという研究は複数あります。**頭痛、だるさや無気力、不安感、湿疹、吐き気、めまいのほか、集中力を保てなくなったり、ぜんそくを引き起こしたりする原因のひとつともなるという報告もあります。

さらに、ＭＳＧは摂りすぎると神経系にとって毒になるおそれがあり、特に発達段階にある胎児や、乳幼児の神経系に対する悪影響が懸念されるという研究結果もあります。すべての方々に避けてほしいものではありますが、とりわけ妊娠中の方々は特段の注意を払っていただきたいと思います。

覚えておいてください。どんなに「天然の植物性材料を使用」「味噌や醬油同様、発酵法で製造」とうたっていても、味噌や醬油のように食材をまるごと生かしたものではなく、うま味成分だけを抜き出したものは、体にとっては異物です。多くの食材にＭＳＧは使われています。原材料ラベルに「アミノ酸」などとＭＳＧを示す名称が書かれている場合は購入を控えましょう。スープやだしは特に念入りにラベルをチェックしてください。着色料なども含め、そのもの単独で口に入れることはない添加物などが原材料ラベルに記載されていたら、内容や性質をしっかり調べて。自分ではなんだかわからないものが入っているなら買わないことです。

もともと、どんな食材でも昆布を足すとおいしくなることから、昆布のうま味を化学的に取り出して食品の調味料にしたのがＭＳＧの始まり。ですから、これからは原点に帰り、積極的に昆布を活用しましょう。健康的で本格的な味わいを楽しみ、ますます美しくなってくださいね。

気をつけたい添加物などの名称

（食品に分類されるものを含む）

アミノ酸
グルタミン酸ナトリウム
たんぱく加水分解物（植物性、動物性ともに）
カゼインナトリウム／カゼイン Na（安定剤）
カゼインカルシウム／カゼイン Ca
酵母エキス
組織状たんぱく質

カラギーナン
酵素
大豆たんぱく質濃縮物
大豆たんぱく質分離物
濃縮ホエーたんぱく質

増粘剤
亜硝酸塩（ソーセージなどに使用される）
ソルビン酸／ソルビン酸 K
グリシン
リン酸塩 Na
pH 調整剤
酸化防止剤（V．C）

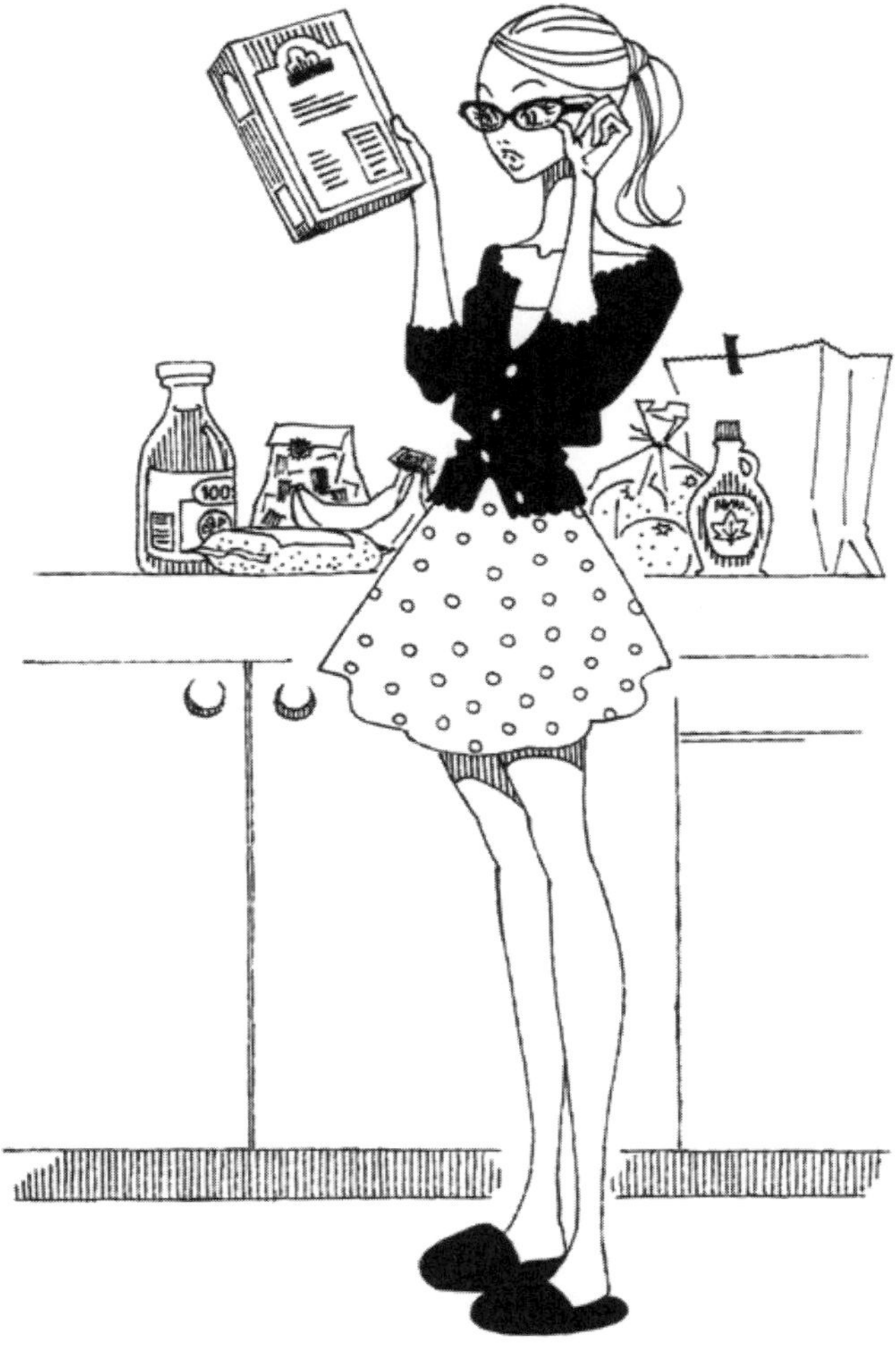

21 美と健康を考えるなら、糖分を甘く見てはいけません。

甘くておいしいスイーツが大好きな女性には耳が痛い話かもしれませんが、糖分は残念ながら、美容と健康の敵です。

糖分が肌へ与える悪影響は大きいと言わざるをえません。糖分を摂ると、肌の中でたんぱく質と結合することで「糖化」が起き、ＡＧＥ（糖化最終産物）をコラーゲンの中につくります。ＡＧＥは肌の弾力を損ない、しわ、しみ、たるみの原因になります。ＡＧＥは分解しにくく、蓄積し続けるものなので、ＡＧＥをつくらない食生活を目指すことは、美しさを保つために非常に大事なことです。

さらに言えば、朝、甘いもので脳のスイッチが入るというのもまやかし。**甘いものを食べると「元気になる」と錯覚するのは、血糖値の急上昇という不健康な状態から生み出される**

「シュガーハイ」のせい。数時間後に疲労と空腹感をもたらすだけに終わります。脳は確かにグルコースという糖分を必要としていますが、甘いものから摂らなければならないものではなく、良質な炭水化物などから摂取できます。

世の中にはいろいろな種類の糖分があります。さまざまな名前をつけられて潜んでいますので、MSG同様、原材料探偵の腕の見せどころ。どんな糖分が入っているかしっかり認識し、美しくなりたければ、控える努力をしましょう。特に、「ブドウ糖果糖液糖」「果糖ブドウ糖液糖」などの名前で呼ばれる糖分は、安価でつくることができ、日本の商品にも頻繁に使われていますが、精製の度合いが高く、メタボの素として問題視されているシロモノ。摂らないようにしたいものです。

ですが、女性はホルモンバランス的に甘いものが欲しくなりがちです。私がフルーツをおすすめするのは、フルーツは糖分と食物繊維が一緒にパックされている状態なので、太りにくいこと、ビタミンやフィトケミカルなど美に貢献する成分も同時に摂れることなどの美点があるからです。こうした〝天然のデザート〟を積極的に食べてください。甘味料にもGI値の低いアガベシロップやメープルシロップ、高品質の純粋はちみつなど、天然のものを選びましょう。

糖分の別名

ブドウ糖果糖液糖
果糖ブドウ糖液糖
高果糖液糖
砂糖混合異性化液糖
異性化糖
デキストリン
ソルビトール
麦芽糖
ブドウ糖
蔗糖（ショ糖）
ガラクトース
上白糖
グルコースシロップ
果糖
濃縮果汁
マンニトール
粗糖
糖蜜
グラニュー糖
マルチトール
トレハロース
オリゴ糖
三温糖
水飴／還元水飴／特殊水飴

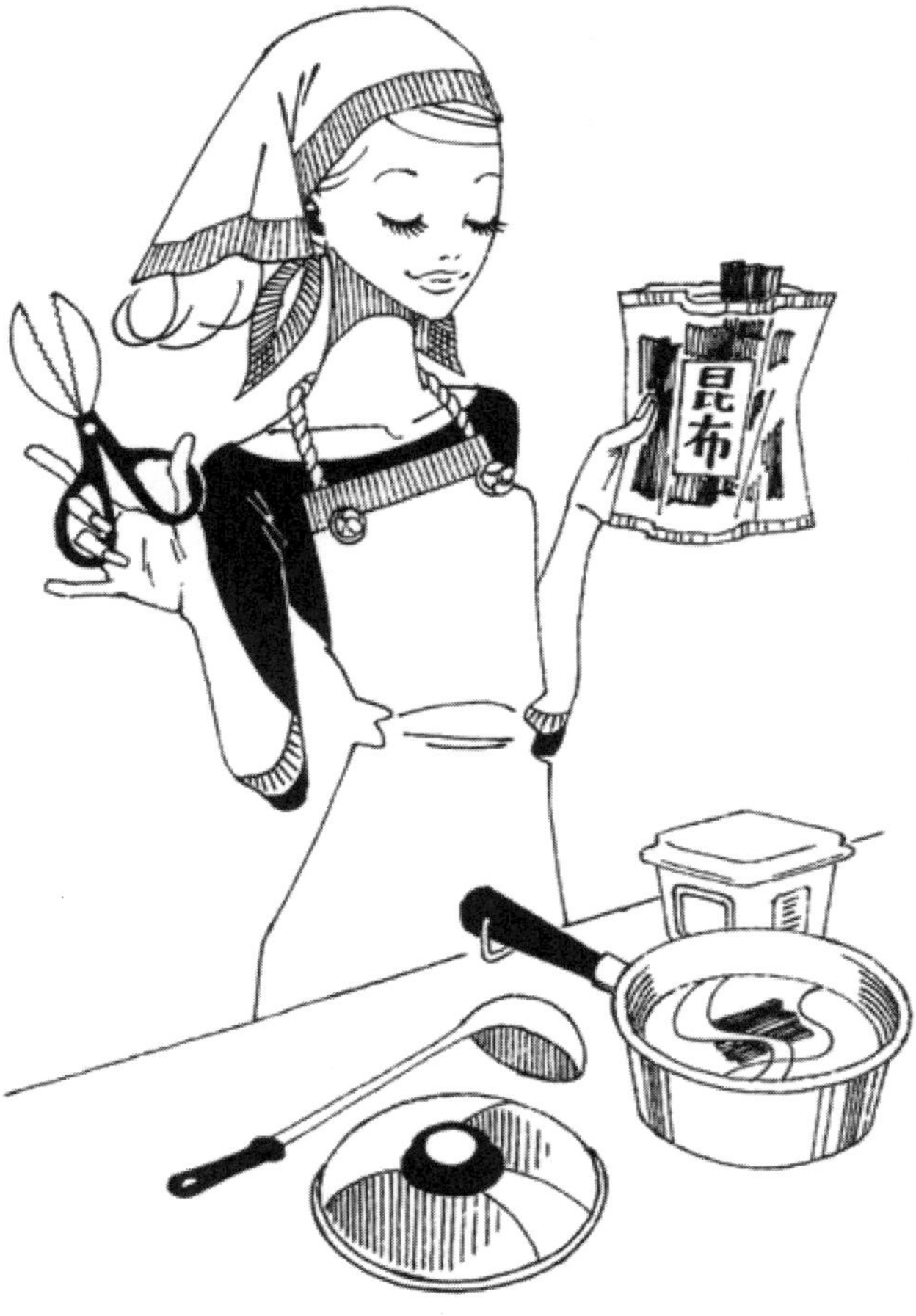
昆布

22

「ローカロリー」「ノンシュガー」こそ太りやすいという罠。

糖分は太る、と聞いて、「人工の甘味料なら太らないんじゃない？」と思ったあなた。残念ながらその反対で、砂糖よりもっと太りやすくなるのが人工甘味料です。

スリムになりたいあなたが、パッケージの表に「ローカロリー」「ノンシュガー」「ゼロカロリー」と書かれてあるのを見て、魅力的に感じるのはよくわかります。砂糖なしなのに甘くしたり、甘いのに「ローカロリー」や「ゼロカロリー」にしたりするのに使われるのが、人工甘味料です。

低カロリードリンクやヨーグルトなどに含まれる、アスパルテームなどの人工甘味料は、食欲を刺激する作用があることが報告されています。つまり、こうしたものを飲んだり食べたりすればするほど、どんどんお腹がすいて食べ続けてしまうおそれがあるということ。さらに、人工甘味料は人体に有害だという指摘もあります。

人工甘味料を摂ると、脳をだますことになります。甘いものを食べたことを舌にある味蕾《みらい》が感じとると、「それならグルコースが摂取できるはず」と、体が受け入れ準備を始めます。ですが、人工甘味料ではグルコースを摂ることができません。すると、期待を裏切られた脳はなんとかグルコースを体内に入れようとして、炭水化物や甘いものを欲しがる信号を出すようになるのです。これでは、スリムな体型を目指す行く手は茨《いばら》の道です。

また、人工甘味料はセロトニンという脳内物質を分泌させないようにします。食後のハッピーな気持ちや満腹感をもたらすのはセロトニンの働きのひとつですが、人工甘味料のせいでセロトニンの分泌が止まれば、満腹感が訪れず、ずっとお腹がすき続けることになります。

つまり、「ゼロカロリー」は、あきらかに「やせるカロリー」ではなく、「太るカロリー」です。宣伝文句に踊らされないで、口に入れるものを厳しい目で見きわめてくださいね。

特に気をつけたい人工甘味料の例

アスパルテーム、スクラロース、サッカリン、アセスルファムK／アセスルファムカリウム

23 ダイエットのために「ノンオイルドレッシング」は逆効果です。

スリム志向で油恐怖症の女性たちは、「ノンオイルドレッシング」を選んでしまいがちのようです。「ノンオイルなら太らないから」と信じての涙ぐましい努力なのはわかります。でも、申し訳ないのですが、その努力は無意味。むしろ逆効果といってもいいでしょう。

油抜きダイエットで体重が減らない原因はいくつか考えられます。まず、油と満腹感には大きなつながりがあります。**ある研究によれば、食事でよい油を摂取すると、次の食事で食べすぎる可能性を減らすことができます。逆に、ノンファットの食品を食べると、次の食事でドカ食いをしてしまうおそれが高まるとのことです。**

さらに、ホルモンの働きも太りやすい方向に転じてしまいます。食欲を抑える働きのあるレプチンというホルモンがありますが、これは体に備わっている減量メカニズムともいえるもの。油を摂ると、レプチンの値は上昇し、それによって新陳代謝が活発になり、体が脂肪を燃やす力を増加させます。しかし油を抜けば、レプチンの値が低下し、さらに食欲を刺激するホルモンであるグレリンの値が上昇します。これではお腹がひたすらすいてしまい、食べすぎへの道まっしぐらです。

そして、忘れてほしくないのは、なんのためにサラダを食べるのかということ。野菜に含まれる脂溶性のフィトケミカルやリコピン、ベータカロテンを体に摂取するためには油と一緒に食べることが必要です。野菜のビューティー効果を得ようと思っても、油なしではその大部分に意味がなくなってしまうわけです。つまり、**サラダドレッシングにノンオイル、ということではサラダを食べる意義を失いかねません**。

そのうえ、オイルなしでおいしいドレッシングをつくるために、多くの市販のノンオイルドレッシングには、MSG（グルタミン酸ナトリウム）を含む大量の添加物が使われています。こうしたものが美しさや理想的な体型を邪魔するものだと、もうおわかりですよね。

オリーブオイルなどの良質な油に、レモンや天然の塩、ハーブやスパイスなどを組み合わせて、おしゃれでおいしく、美しくなるドレッシングを手づくりしましょう。

24

よく噛んで、五感で味わう食事で、美しく生まれ変わることができます。

テレビを見ながら、あるいはパソコンの前でネットサーフィンをしながら、またはケータイでメールを打ちながら、車の中で運転をしながらの食事、身に覚えはないですか？　なにかをしながらの食事は、無意識に食べ物をのどへ流し込む状態になります。こうした食べ方を、本当の意味での「食事」とは呼べません。

テレビやパソコンの前で食べると、28％も余計なカロリーを摂取することになるという研究があります。片手間に食べる「ながら食べ」で、食事に集中していない状態では、胃から脳に「もうお腹はいっぱい」というメッセージを伝達するのが遅くなるためです。

さらに、現代人の食べるスピードは速すぎます。ほとんどの人が、満腹の信号が脳に届くために必要な時間を待てず、満腹以上に食べてしまっているのです。ひと口ひと口を大切に味わっていれば、その分時間がかかり、食べすぎを防ぐことができるでしょう。

よく噛むことも大切です。食べたものが液状になるまで噛んでから飲み込むことは、私が一番強くお伝えしたいアドバイスのひとつ。消化はまず口から始まります。**よく噛まれた食物は、消化器官をスムーズに通り、その栄養素は最大限体に吸収されます。ひと口ごとにゆっくり、しっかり噛むことが、美をつくる栄養を味方につけて、あなたをますます美しくすることにつながるのです。**

美と健康を考えたらおすすめしない食材でも、ごくたまにごほうびとして食べるならかまいませんが、そのときに大切なのも、とにかくエンジョイすること！「これは本当は体に悪いんだ」とか、「これを食べたら太っちゃう」とか、気を揉《も》みながら食べるのは最悪です。頭で考えていることは、体の働きと無縁ではありません。あなたの考えたことによって、化学物質の分泌などに影響が出ますから、「太る太る」と思いながら食べることはやめましょう。

食べることは、素敵なことで、楽しいこと。どんな食事も、目で楽しみ、香りを味わい、食感を堪能してください。「おいしい！」と存分に味わうことで、食事の美的効果はもっとも高まるのですから。

25

美をつくるバランスは、3：2：1、そして8：2。

美的効果の高い栄養を含んだ多くの食材について知れば知るほど、「それをどのようなバランスで摂ればいいのか」が気になると思います。

まずは1回の食事ごとに、**野菜＋フルーツ：たんぱく質：炭水化物（穀類）の割合を、3：2：1にすることをおすすめします。必要な栄養が摂れて、なおかつお腹がすきにくく、太りにくいうえに、ホルモンバランスを整えるとされている割合です。** 1回の食事で摂るべきたんぱく質の目安が手のひらの厚さと大きさぐらいですから、このバランスを思い浮かべたとき、きっと「いつも食べているよりも、もっと野菜を食べた方がいいんだ」と気づく方が多いはず。また、サンドイッチやパスタ、あるいは丼ものが大好きな方は、そうしたメニューでバランスをとるのがいかに難しいかを実感するでしょう。炭水化物が多すぎると、太りやすくなったり、食後に眠気に襲われたりのうれしくない影響が出てしまいます。サイドメニューで野菜やたんぱく質を上手に組み合わせることで、バランスのいい食事を目指してください。

また、1日の食事の配分は、**朝食と昼食で1日の8割の食事を済ませ、夕食は2割分にとどめておくのがベスト**。「午前中はそんなにお腹がすかないから、朝と昼で8割は無理」という方、それは夜ごはんが遅すぎ、また多すぎるせいです。夜は消化システムが活発に働かないですし、食べたエネルギーを消費するチャンスも少ないので、同じカロリーのものでも、夜に摂ると朝や昼に比べて「太るカロリー」になってしまうということですから、非常にもったいない話です。

さらに、消化しきれないまま眠ってしまうと、朝はだるさとともに起きることになってしまいます。消化を済ませてからベッドに入らないと、健康的な空腹感とともに目覚めることは不可能です。夜ごはんをなるべく軽めにすれば、次の朝や昼はお腹がすいてたくさん食べることができるようになり、またこうして日中に充分な食事がとれていれば、遅い時間の食事量は抑えられ、よいサイクルに入ることができるでしょう。

26 寝ていないだけで、太りやすくなるのが体の仕組み。

日本人女性の睡眠不足が深刻なことを、非常に心配しています。世界で一番睡眠時間が少ないのは日本の女性たちだというデータもあります。さらに、「起きていればカロリーを消費できるけれど、寝ているとカロリーを消費できないから、なるべく眠らずに起きている方がスリムになれる」と思い込んでいる若い女性がたくさんいるようです。真実はまったく逆で、睡眠が足りないと太る確率が上がるだけです。

習慣的に睡眠不足の人は、肥満度のひとつの指針となるBMIの値が高い傾向があることが、大規模な研究で裏付けられています。また、睡眠が足りないとインスリンの分泌も増えてしまうため、体が脂肪をため込もうとし、太りやすい体になってしまいます。さらに、ストレスホルモンのコルチゾールのレベルも上がるため、老化のスピードを速めたり、お腹まわりに贅肉をつけたりすることになります。そのうえ、食欲を抑えるホルモンであるレプチンが減り、食欲を刺激するホルモンのグレリンが増えるのも睡眠不足の影響。これではお腹がすき続けるばかりですから、睡眠不足で太りやすくなるというデータが出るのもうなずけます。**言い換えれば、7～8時間の良質な睡眠なしにはやせたくてもやせられないということ。慢性的な睡眠不足は体重の増加、そしてひいては肥満にまでつながると指摘されているからです。**

もちろん、美肌のためにも睡眠は重要です。肌細胞の修復は眠っているときが一番活発。さらに、ダメージを受けた細胞の修復や、毒素の排出、免疫システムを健全に整えること、脳へのエネルギーチャージなど、眠っている間に行われることは実にたくさん。それを考えれば、睡眠時間がいかに貴重か、よくわかるはずです。

朝起きて、体が休まったな、と感じられなければ、良質で充分な睡眠はとれなかったということでしょう。今晩だけならいいや、と軽い気持ちで考えないこと！　たったひと晩の睡眠不足でも、翌日のインスリンの効きが悪くなり、血糖値が下がらなくなって大量のインスリンが分泌されるため、太りやすくなるという最新の研究があります。忙しい毎日を送っていても、毎晩しっかり眠ることを優先順位の上位に位置づけるようにしてください。

27

寝る前のお風呂は欠かさないで。ただし、食後1時間以上経ってから。

美しくなるために、お風呂の時間も大切にしてください。体深部の温度である中核温は、お風呂につかることで上がります。そして、お風呂から出て、中核温がだんだん下がると、自然な眠気が訪れます。こうして、お風呂のあとはぐっすりと眠ることができるようになるのです。良質な睡眠は美と健康に不可欠ですから、ベッドに入る前のお風呂も、すこやかな美しさのためには同様に大切な習慣です。

お風呂は、活発に活動する時間帯から体を休める時間帯への上手な橋渡しをする時間でもあります。**眠る前にはパソコンやテレビ、携帯電話などの刺激から遠ざかることでよりよい睡眠がもたらされますが、その時間をお風呂にあてれば、自動的に入眠前にテレビやパソコンから離れることになります。同時に、就寝前に深くリラックスする時間が持てるので、一**

石二鳥です。

リラックスのためのツールとしても、お風呂は大切です。温かいお風呂につかれば、ストレスホルモンのコルチゾールのレベルを低く抑えることができます。コルチゾールは深い睡眠に入るのを邪魔します。眠りが浅かったり、夜中に起きてしまったりするのは、もしかしたらコルチゾールのレベルが高すぎるのかもしれません。ぜひお風呂で充分にリラックスしてから、ベッドに入るようにしてください。

冷え性の方には特に重要です。白人女性の平熱は約37・1度ですが、日本人はそれほど高くないですよね。体温が高いことは、代謝を上げるひとつの要素になりますので、冷え性は解消したいものです。体温が低めの人たちが多い日本でお風呂文化が発達したのは、非常に理にかなっているともいえます。大きな仕事が終わったら、ストレス解消に温泉旅行に出かけるのも最高です。

注意点は、食後1時間以上経ってから入浴すること。お風呂の前に食べたものを消化するための時間を取るようにしましょう。快適で心地よいバスタイムで、どんどんきれいになってくださいね。

28

定期的なストレッチとエクササイズの順序には、きれいの秘密があります。

よく伸びた柔軟な筋肉は、縮まった短い筋肉に比べ、引き締まって美しく見えます。定期的にストレッチをすることを、美の習慣にしてください。**ストレッチは運動の前後に筋肉を伸ばすためだけのものではなく、美しさを保つツールとして非常に有効です。**何時間もパソコンの前で悪い姿勢で座っていた後にストレッチをすれば、姿勢を正す助けにもなります。

さらに、筋肉が凝り固まっていると、ストレスがたまっているという信号が脳に伝達されます。ひとつひとつの筋肉に「ストレッチ受容体」があり、体中の筋肉の緊張の度合いを脳に伝達しています。筋肉が慢性的に硬い場合、体全体のバランスが崩れ、姿勢も悪くなります。このような状態にあると、体がストレスにさらされ続けている、というメッセージが脳に伝達されることになります。反対に、リラックスした状態にある筋肉は、「すべてが順調、なにも問題はない」という信号を脳に送ります。このため、ものすごく忙しいときでも、ストレッチで筋肉をほぐすことで、ストレスが少し軽減されます。つまり、ストレッチは精神的にもプラスの効果があるのです。

エクササイズも美の習慣として大切です。体を動かして汗をかけば、血行が改善して顔色がよくなり、肌につやが生まれます。毒素を洗い流し、くすんでしみのある肌を遠ざけます。また、筋肉は脂肪よりもはるかに多くのカロリーを消費しますから、定期的なウエイトトレーニングで筋肉をキープすれば、スリムな体型づくりに役立ちます。**エクササイズの順序としては、まずウエイトトレーニングから始めて、その後にランニングなどの有酸素運動を行うのがポイント。**脂肪が燃え出すまでには約30分かかるので、ウエイトで体を動かしてから走り出せば、その有酸素運動によってより効果的に脂肪を燃やせるようになります。

食事だけでやせるとか、睡眠だけで美肌になるとか、エクササイズさえすれば脂肪が落ちるとかいうことはありません。あなたのライフスタイルはすべて、あなたの美しさに反映されます。少しずつでもいいので、より美しくすこやかなあなたになるための取り組みを、トータルアプローチで始めてください。

29
ストレスの対処の仕方で、人生の輝きはまったく違ったものになります。

毎日必ず、リラックスして、エネルギーを充電し、ストレスメーターの針をゼロにするための時間をスケジュールに組み込むことは非常に大切です。自分に合うストレス解消手段を見つけてください。

自律神経には、交感神経と副交感神経の２種類があります。交感神経は、体を活発に活動させるためのもので、副交感神経は体を休ませるものです。私たちは交感神経が活発な時間が長くなりがちで、これは老化にアクセルをかけることになってしまいます。副交感神経のスイッチを入れれば、老化にブレーキがかかります。リラックスすることで、交感神経を休め、副交感神経を働かせることになるのです。

さらに、リラックスするとＤＨＥＡというアンチエイジングホルモンの分泌が増え、反対に老化を促進するストレスホルモンであるコルチゾールのレベルが下がります。つまり、リラックスすることはエイジレスな美しさを保つためにも欠かせません。

毎日少なくとも10～15分、深呼吸やヨガなど、ストレスケアのための時間を取りましょう。これを習慣にすることで、あなたの人生は見違えるほどに変わると信じてください。ストレスは万病の素でもあります。ストレス対策は現代人がすこやかに生きる鍵、美しくなるための必須条件です。どんなに忙しくても、10分が捻出できないという人はいないはず。仕事や家族のことで大変でも、自分のための時間も必ず取るようにしてください。自分を労《いたわ》ることで、仕事の生産性もあがりますし、家族のためにも効率的に動けるようになるのですから。

笑うことでも、ストレスを撃退できます。笑いはストレスホルモンを吹き飛ばすという多くの研究がありますし、免疫力をアップさせ、エンドルフィンなどのポジティブな気持ちをつくる化学物質を分泌させる効果があります。

とにかく、楽しんで！　人生をストレスと仕事だけで押しつぶされる時間の連続にしてはいけません。仕事の時間と自分の時間を両方尊重し、あなたにとって最適なバランスを見つけてください。ストレスは生まれたその日に解消し、楽しく美しい人生を送りましょうね。

30

あなたは世界にたったひとりの、完璧に美しいあなたです。

すこやかさ、美しさは内側から生まれます。あなたの顔は、あなたが食べたものの鏡です。正しいものを食べていれば、美しくなります。あなたが健康かどうか、バイタリティにあふれているかどうかも、肌にあらわれます。こうしたことから、正しい知識を持つことであなたが美しく輝けるように、栄養についての基礎的な情報のほか、食事やライフスタイルのヒントをお伝えしてきました。ですが、自分磨きの最中にも決して忘れていただきたくない大前提があります。

それは、あなたの顔も体も、ありのままで完璧に美しいということ。持って生まれた体質、体型というものがあります。どんなに食べても太らない人もいれば、生まれつき大きめの体格の人もいます。ほかの人と比べることに意味はありません。あなたはいまのままで愛らしく、パーフェクト。それは揺るぎようのない事実です。

自分に対する一番厳しい批評家はいつも自分です。気に入らない部分にため息をつくのをやめて、あなたのチャームポイントに集中しましょう。そして、いまの自分に感謝し、あなたの個性を受け入れてください。自分自身、そして自分の体を心地よく感じていれば、幸せな気持ちになり、すべてのことがうまくいくはずです。

あなたは特別で、すばらしい、たったひとりのあなたで、あなたと同じ人はこの世界にいません。あなたらしいことが、なによりも大切なこと。すばらしい食事や、自分に合ったエクササイズ、充分なリラックスタイムを持つことで手に入るのは、ますますあなたらしく輝き、自分らしい美しさを花開かせたあなた自身です。

そして、光放つ美しさであなたが輝くためには、心が輝いていることが大切。情熱を持って生きること。夢や目標を追いかけること。自分の能力を信じて、新たな挑戦を始めること。そうしたすべてが、あなたが持って生まれた美しさをますます輝かせるのです。

すこやかな心と体で、最高に美しくハッピーなあなたの人生を、思いっきり楽しんでください。

STEP 3 始める

30日プログラム

これまでに学んだ食事とライフスタイルの基本を
いよいよ実践してみましょう。
大事なのは、正しい知識を生かし、
自分にぴったりのプランを組むことです。
30日間は長いと思われるでしょうか?
でも、驚くほど、肌も体も生まれ変わるのです。

30日間の約束

◆10のプリンシプル、30のベーシックで学んだことを生かしましょう。

◆このプログラムとまったく同じメニューをとる必要はありません。大切なのは自分の生活スタイルや環境、体質に合ったプランを自分で組めるようになることです。これまでにおすすめしている食材を上手に組み合わせて、あなたらしいプランをつくってください。

◆1日の食事の配分は、朝＋昼：夜＝8：2の割合で。また、毎回の食事で、野菜＋フルーツ：たんぱく質：炭水化物＝3：2：1になるように心がけましょう。

◆このプログラムには、四季の食材が混在しています。実際にプログラムを始めるときには、旬のものを取り入れて、その季節にふさわしいプランを組みましょう。

◆前日の夜ごはんをアレンジした朝ごはんやお弁当を準備できるようにメニューを組んである日もあります。時短テクニックを上手に活用しましょう。

◆糖分の入ったものを避ける努力をしましょう。おやつは、131、132ページのリストを参考にヘルシーな選択を。目安は午前と午後に1回ずつ。

◆毎日の飲み物も美しくなるためのものを。133ページのリストを参考にしてください。

◆プログラムでは、1日にひとつずつ、リラクゼーションやセルフケアなどを紹介しています。興味のあるものから試してみてください。リラクゼーションは毎日どれかを必ずひとつ以上行うことを習慣にし、血のめぐりをよくするためのドライブラッシング（137ページ）などのセルフケアにもできるだけ毎日取り組みましょう。

◆緊張した体をほぐし、血行を促進し、また老化をもたらす炎症にストップをかけるため、週に3〜4日はエクササイズで汗を流しましょう。有酸素運動を週に約3〜4回、ウエイトトレーニングを週約3回、を目標にしてください。イラストで紹介したヨガやピラティスは、専門家の指導を受けてからトライしてください。

30日間の
プログラムの共通項目

◎朝一番のレモンドリンクと、1日1.2リットルの水

これからの30日間、朝起きたらすぐに、お湯にレモン半個分を絞ったドリンクを飲むようにしましょう。冷え性の方には、生のしょうがをすりおろして加えることをおすすめします。この「レモンドリンク」は、デトックス効果のあるすぐれもの。そして、レモンドリンクとあわせ、1日合計約1.2リットルの水を飲みましょう。

◎毎日エクストラバージンオリーブオイルを

1日大さじ1～2杯のエクストラバージンオリーブオイルを毎日摂りましょう。なめらかでしなやかな肌をつくります。

◎食事と食事の間をあけないために、美人のおやつを

- カカオ70%以上のダークチョコレート（約30グラム）
- 無塩、油不使用、添加物なしのアーモンド、くるみ、マカダミアナッツなどのナッツ（手のひらに軽く１杯、マカダミアナッツは少なめに）
- りんごや梨など、GI値の低いフルーツ（半個）
- さくらんぼ（１カップ）
- いちじく（２個）、アーモンド（６粒）
- アーモンドスライスを散らしたブルーベリー（お茶碗１杯分）
- スライスしたりんご半個をオーガニックのピーナッツバターまたはアーモンドバター（大さじ１）につけて
- 無糖のプレーンヨーグルト（1/2カップ）にフルーツやナッツを加えて
- ひまわりの種かかぼちゃの種とオーガニックレーズン（手のひらに軽く１杯分）

- ドライアプリコット（4個）とアーモンドやくるみなどの生のナッツ（6粒）
- ビューティー・スナックパック…アーモンド、ピスタチオ、かぼちゃの種、マカダミアナッツ、ひまわりの種、オーガニックレーズンなどをミックスしたもの（手のひらに軽く1杯分）
- オーガニックの甘栗（4〜5個）
- オーガニックのゆで卵（1個）
- 枝豆（1カップ）
- 玄米おにぎり（梅干し／ツナ／鮭、1個）
- 放し飼いの鶏の胸肉のボイル（半分）
- 炒り大豆（手のひらに軽く1杯分）
- 焼きいも（半分）
- プルーンかプラム（旬の時期に2個）
- 凍らせたぶどう（暑い日に1/2カップ）
- ブルーベリーバナナビューティースムージー…冷やしたブルーベリー、冷やしたバナナ、バニラ味の豆乳、プレーンヨーグルトかケフィア、純粋はちみつ少量を一緒にミキサーにかける

◎水だけでつまらないなら、こんな美人ドリンクを

・水にレモン（あるいはオレンジやライム）を絞るか、ひと切れ加える、またはミントを添える

・天然炭酸水にりんごジュース（あるいはグレープフルーツ、オレンジ、クランベリー、ざくろ、ぶどうなどのジュース）を少し混ぜるか、ライムを絞る

・淹れたての緑茶

・水で薄めたフレッシュジュース

・ハーブティー（できればオーガニックのもの）

・生野菜とGI値の低いフルーツのジュース（にんじん、ほうれんそう、トマト、りんご、梨、レモン、しょうが、ビーツ、セロリなど）

・甘くないチャイ

・たんぽぽコーヒー、大豆のコーヒー

・フルーツとヨーグルトの自家製スムージー

1日目

月曜日

★**レモンドリンク**（P130）

朝食

・ほうれんそうとまいたけとたまねぎのソテー

★**スクランブル豆腐**（P214）

・玄米ごはんすりごまがけ

・いちご

昼食（お弁当）

★**ツナとゆで卵のニース風山盛り野菜サラダ**（P204）

・ライ麦 100%パン

・りんご

夕食

★**たっぷり野菜とレンズ豆のスープ**（P210）

（→翌朝にトマトを加えて朝食に）

★**ブロッコリーとにんじんのソテー**（P209）

・めかじきのハーブソテー

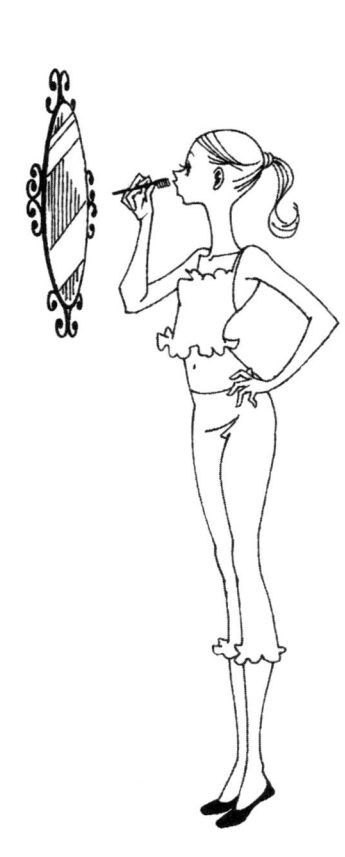

Daily beauty tip

唇ブラシ

歯磨きのついでに、唇にもブラシをやさしく当ててみましょう。はがれかけた角質を取り除くことで、唇に自然な赤みを取り戻すことができます。

Message

良質な脂質を摂ることは、美しい肌にとってメイクや美容液より効き目のあること。エクストラバージンオリーブオイルを和食とも上手に組み合わせ、炒め物にも、サラダのドレッシングにも、幅広く使いましょう。

・レモンドリンク

2日目
火曜日

朝食

・野菜たっぷりミネストローネ
・イタリアンパセリ入りスクランブルエッグ
・ライ麦 100% パン
・ブルーベリー入りヨーグルト　メープルシロップがけ

昼食（お弁当）

・いろいろ野菜とゆで海老のサラダ
・納豆
・玄米おにぎり
・ぶどう

夕食

・たまねぎとグリーンピースのスープ
・しょうがとたまねぎ入りパプリカ炒め
（→常備菜の主材料に）
★ **サーモングリル　イタリアンパセリオイル**（P207）
・玄米ごはんを少し

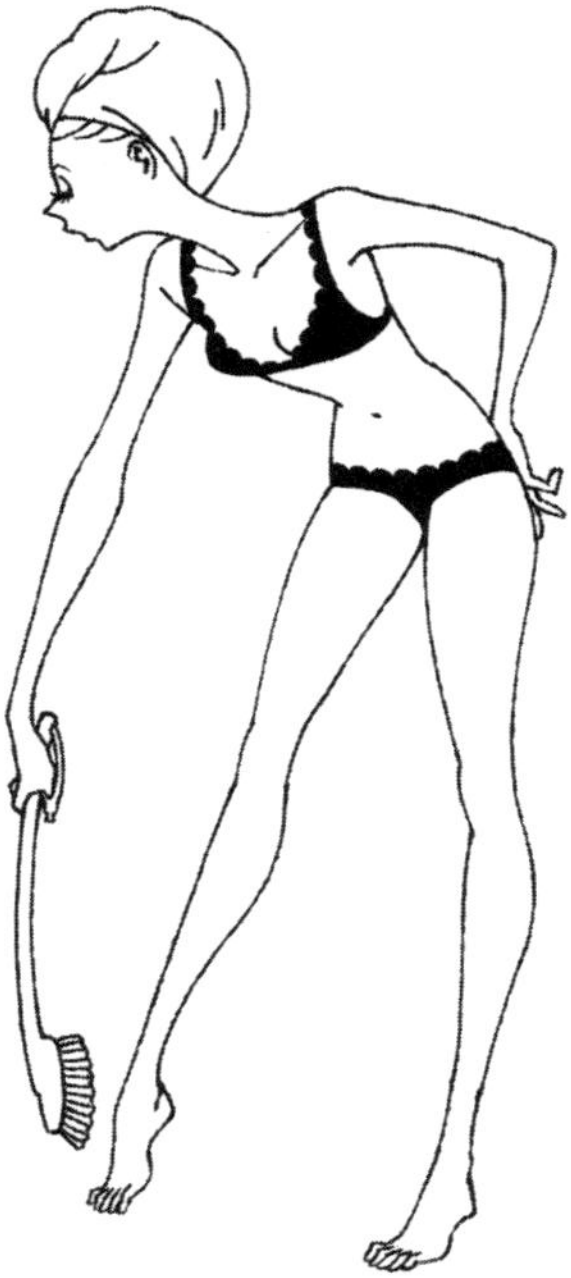

Daily beauty tip

ドライブラッシング

お風呂に入る前の乾いた体に、硬めのブラシでドライブラッシングを。かかとから始めて全身をブラッシングし、最後は腕、肩、首へとブラシを動かします。心臓へ向かってやさしく円を描き、血行を促して。リンパシステムを刺激し、デトックスにも効果あり。

Message

専門家が勧める食物繊維摂取量は、1日に25〜30グラム。これがなかなか難しいようです。食物繊維25グラムは、ラズベリーならカップ半分、アーモンドは30グラム、洋梨は1個が目安。食べすぎを防ぐためにも、気分のいい1日のためにも、繊維をたっぷり摂りましょう。

・レモンドリンク

3日目
水曜日

朝食

★**ビューティー・グラノーラ**　いちごとブルーベリー添え　豆乳がけ（P211）
★**温野菜のサラダ　ハーブオイル**（P209）
・梨

昼食（お弁当）

★**パプリカの炒めマリネ**（P202）（常備菜。前の日につけておく）
・にんじんとセロリのスティックサラダ
★**サーモンソテー　味噌ナッツ和え**（P206）
（←前夜とりわけて下味をつけておいたサーモンを焼く）
・玄米おにぎり
・さくらんぼ

夕食

・豆腐と温野菜のサラダ
・たまねぎとグリーンピースとズッキーニの玄米リゾット
（←前夜のスープをアレンジ）

Daily relaxation tip

座って深呼吸

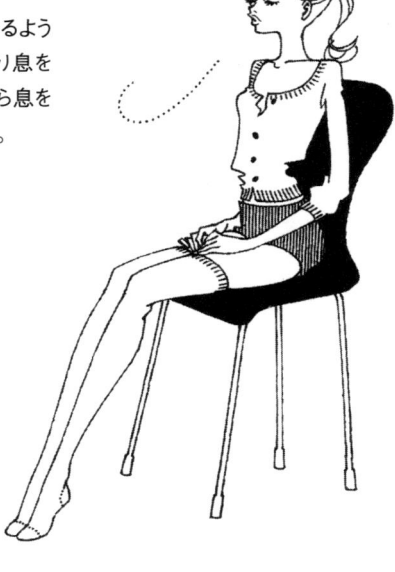

いすに座り、肩甲骨を引き寄せるように胸を開きます。鼻からゆっくり息を吸いつつ胸をふくらませ、口から息を吐きながら自然に胸をおろします。

Message

サーモンを食べましょう。特に天然ものが栄養価も高く、おすすめです。細胞を修復するたんぱく質や肌を保護する脂質を新しく補給し、肌の輝きを保ち、しわを減らす効果のあるオメガ３脂肪酸が多く含まれています。

4日目
木曜日

・レモンドリンク

朝食

・豆腐と野菜の具沢山味噌汁
・玄米ごはん
・いちじく

昼食（外食）

・ぶり照り焼き定食

夕食

・野菜のガーリック炒め
★**鶏ひき肉と野菜のキーマカレー**（P211）
・玄米ごはん

Daily relaxation tip

マッスルリラクゼーション

深くゆっくりと深呼吸し、目を閉じて10まで数え、幸せで平和な場所にいると想像します。体のパーツごとに力を入れて、その後力をゆるめる動作を繰り返します。腕と脚をストレッチし、ゆっくり首を回します。

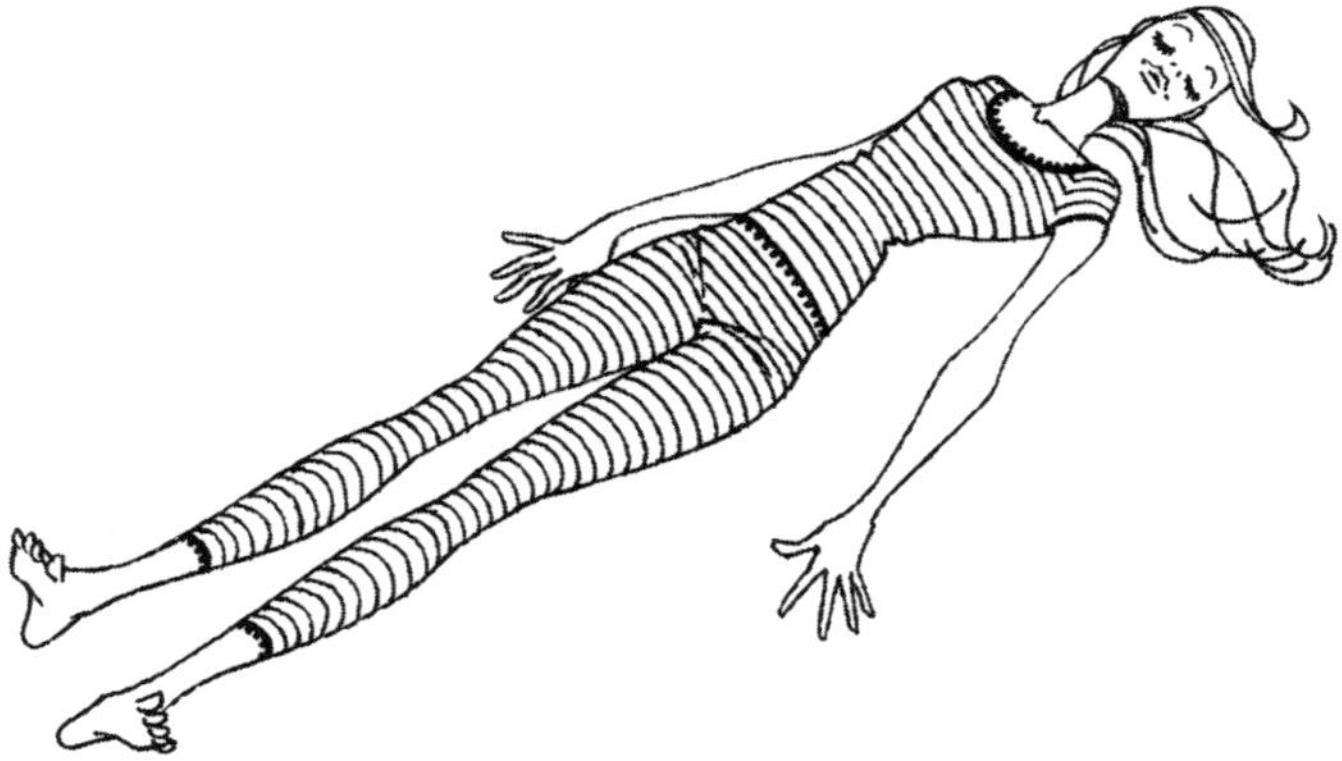

Message

玄米などの全粒穀類を摂っている人は、精製された炭水化物を摂っている人に比べ、12週間でお腹の脂肪が減る量が倍だった、という研究があります。どちらを選ぶべきか、答えは明白ですよね。

5日目
金曜日

・レモンドリンク

朝食

・にんじん、さやえんどう、大根、油揚げの味噌汁
・ねぎたっぷり納豆
・玄米ごはんと海苔
・あんず

昼食（お弁当）

★**プチトマト、きゅうりスティック、にんじんスティックと豆腐ディップ**（P204）
・ゆで卵
・玄米おにぎり
★**ビューティー・スナックパック**（P132）

夕食（外食）

・トマトとモッツァレラのカプレーゼ
・まぐろの炭火焼き　グリル野菜添え

Daily relaxation tip

呼吸に集中

仰向けに寝て、または座って、自分の呼吸だけに集中します。頭に浮かんだ考えは忘れ、すぐに呼吸に意識を戻して。できれば10分間続けてください。

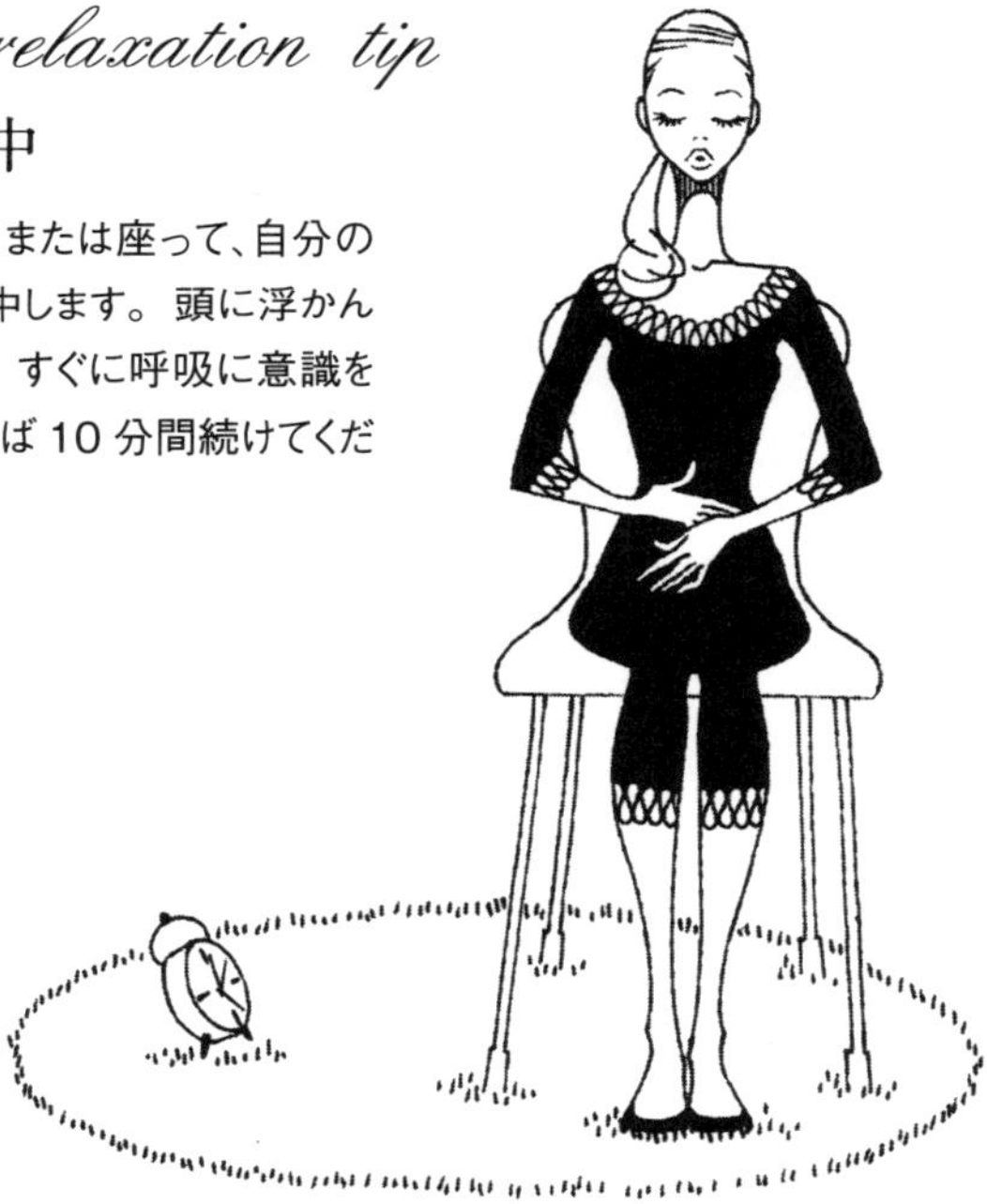

Message

揚げ物はNG、が基本ルール。でも、油揚げや厚揚げなど、大豆製品を揚げたものなら少しずつ食べてかまいません。栄養面で大豆製品の恩恵を受けますし、なにより、添加物いっぱいのソーセージやハムなどを食べるより、はるかに価値があるからです。

・レモンドリンク

6日目
土曜日

朝食

★**そば粉のパンケーキ**　メープルシロップとくるみがけ（P213）
・ラズベリーとブルーベリー入りヨーグルト
・りんごとにんじんのジュース

昼食

・厚揚げと切り昆布の味噌汁
★**きゅうり、カリフラワー、ペコロスの梅酢ピクルス**
（→多めにつくって常備菜に）（P203）
★**にんじんとセロリのきんぴら**（→多めにつくって常備菜に）（P202）
・いわしのしょうが煮
・玄米ごはん
・洋梨

夕食

・野菜たっぷりのぶり雪見鍋

Daily relaxation tip

シャバーサナのポーズ

気持ちを落ち着かせ、ストレスを解消し、頭痛や疲れを癒します。脚を30センチ開いて仰向けになり、全身をリラックスさせます。腕は体から少し離し、手のひらを上に向けます。ゆっくりと呼吸してください。

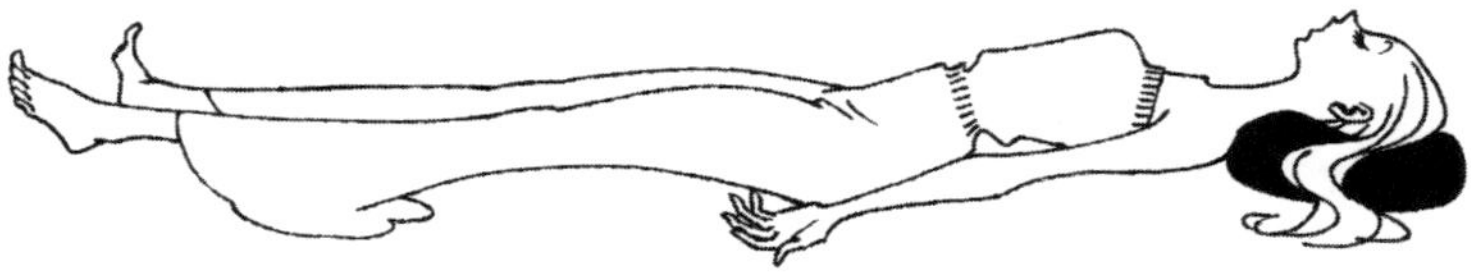

Message

お酒を飲みすぎると、寝ている間に血糖値を下げ、ものすごくお腹がすいて目が覚めてしまいます。1日中炭水化物をドカ食いする羽目になるかも。適量を保つこと、そして食事と一緒に飲むようにし、空腹の胃には流し込まないことが肝心です！

7日目

日曜日

・レモンドリンク

朝食

・豆腐とわかめの味噌汁
・甘塩鮭　大根おろし添え
・ねぎ入り卵焼き
・ほうれんそうのおひたし
・玄米ごはんすりごまがけ
・パイナップル

昼食

・大豆入り具沢山ミネストローネ
★**くるみ入りさつまいものマッシュ**（→多めにつくって常備菜に）（P203）
・スモークサーモンとスライスオニオンのマリネと
モッツァレラチーズのオープンサンド（ライ麦100%パン）
・マンゴー

夕食

・カラフル温野菜サラダ
★**チキングリル　ヨーグルトマスタードソース**（P207）
・玄米ごはんを少し

Daily relaxation tip

子どものポーズ

ストレスや疲労の解消に。マットに正座し、足の親指同士をくっつけ、かかとの上に座ります。ひざを腰の幅に開き、息を吐きながら上半身を脚の間に挟むように倒します。手のひらは上向きに、体に沿って手を床につけます。肩の前面をゆるめて床に向けます。ゆっくりと深く呼吸しながら、30 秒から数分ポーズをとりましょう。

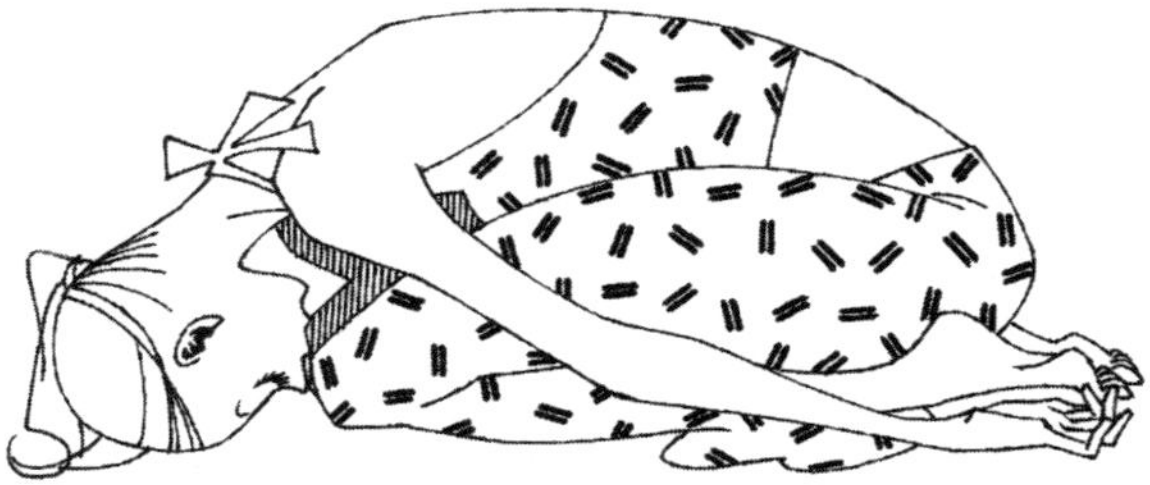

Message

輝く美肌のためにもストレス解消を！　ストレスはコルチゾールを増やし、肌から水分を奪います。さらに、コルチゾールは血糖値を上昇させ、はりのあるツルツル肌のために大切なコラーゲンなどの組織にダメージを与えるため、しわの原因になってしまいます。

8日目

月曜日

・レモンドリンク

朝食

・わかめとさば（水煮缶）と長ねぎ、たけのこの味噌汁
・ほうれんそうのおひたし
・ゆで卵とトマトのサラダ（たっぷりのパセリをかけて）
・玄米ごはん
・いちご

昼食（お弁当）

・にんじんとセロリのきんぴら（←常備菜）
・きゅうり、カリフラワー、ペコロスの梅酢ピクルス（←常備菜）
・大豆とたまねぎのオリーブオイルドレッシング
・玄米おにぎり
・キウイ

夕食

・彩り野菜の蒸しもの
・たっぷり野菜とレンズ豆のスープの玄米リゾット

Daily relaxation tip

猫のポーズ

背骨のストレッチに効果的です。よつんばいになり、背中を平らにします。手は肩からまっすぐ下に伸ばし、中指を正面に向け、指を広げます。息を吸いながら背中を反らし、頭を胸に近づけます。吐きながらゆっくり背中を丸めます。ゆっくり5回行ってください。

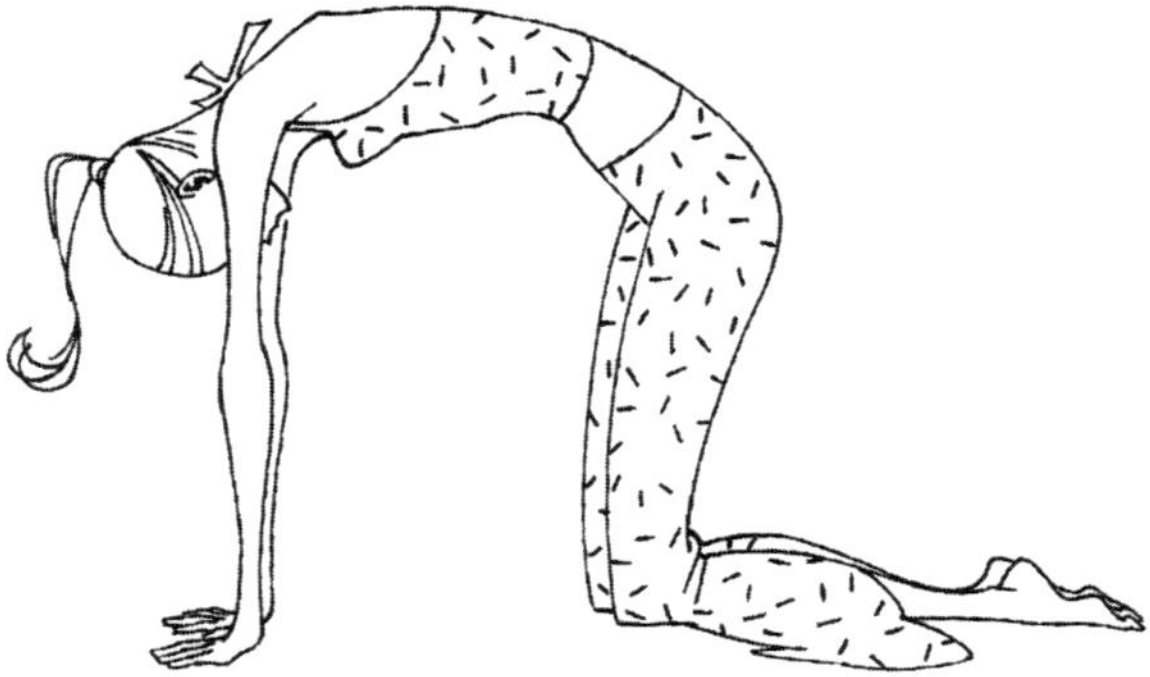

Message

ビタミンCたっぷりのいちごは、肌のコラーゲン繊維の生成を助け、なめらかでたるみのない肌をつくります。ビタミンCの足りない女性の肌は、より乾燥しやすく、しわのできやすい状態に。しっとりプルプルの肌を目指して積極的に食べましょう。

9日目
火曜日

・レモンドリンク

朝食

・鶏ささみと紫たまねぎ、
　フレッシュコリアンダーのチャイニーズサラダ
・ライ麦 100%パン
★**パイナップルと豆腐のスムージー**（P212）

昼食（外食）

・冷やし納豆そばと小鉢（ほうれんそうのおひたし、卵焼き）

夕食

・野菜たっぷり具沢山味噌汁
・豆腐ステーキ
・玄米ごはんを少し

Daily exercise tip

下向きの犬のポーズ

顔色がよくなるポーズ。ひざまずいて、両手をひざの前につき、指を広げます。片脚ずつ後ろへ下がり、脚をゆっくり伸ばします。ひざ関節が固定されないように。脚を腰幅に広げ、息を吸い、おしりを上げます。頭を下げ、首をリラックスさせて肩を上げます。胸から肩の力を抜き、かかとを床につけます。深呼吸します。

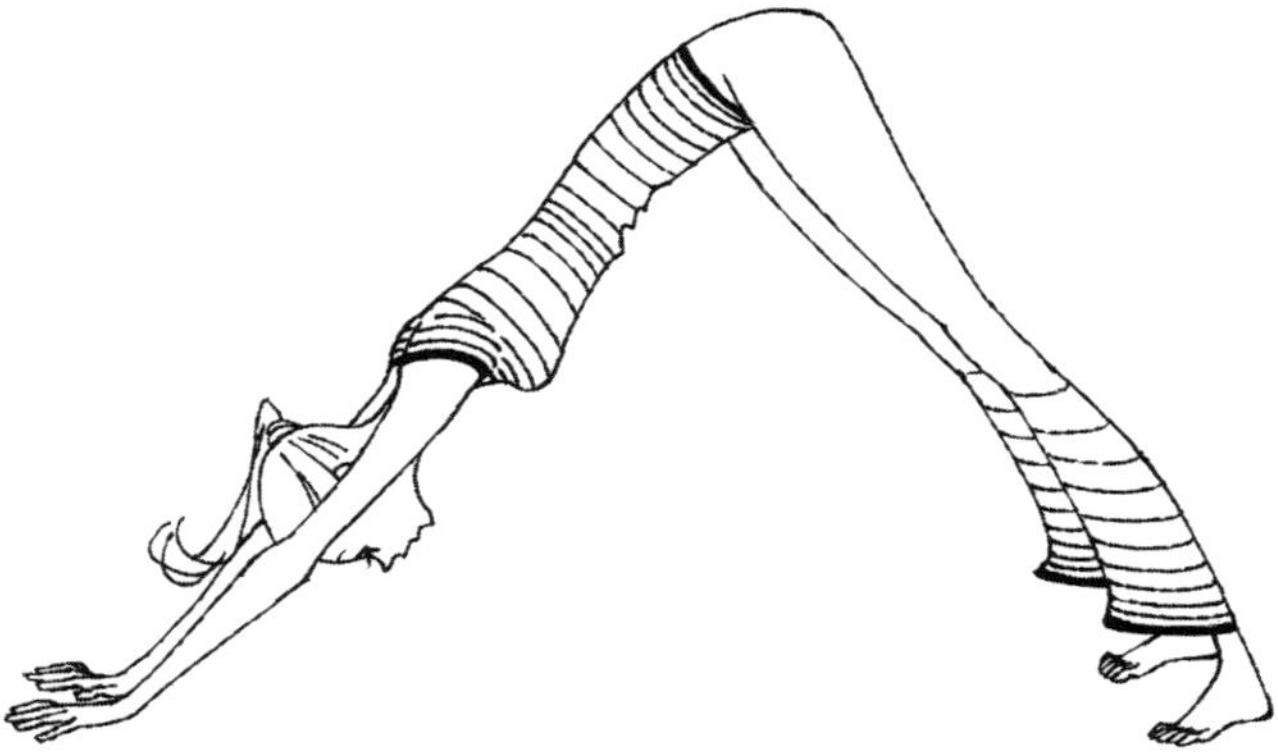

Message

30代後半から40代前半の女性が大豆製品を摂ることで、小じわが減り、肌の弾力がよみがえったという研究があります。大豆や納豆、豆腐など、いろいろな大豆製品を楽しみながら美しくなりましょう。

10日目
水曜日

・レモンドリンク

朝食

・トマト、きゅうり、グレープフルーツのサラダ
・ゆで卵
・ビューティー・グラノーラ　フルーツと豆乳がけ

昼食（お弁当）

・くるみ入りさつまいものマッシュ（←常備菜）
・スモークサーモンとたまねぎとナッツのマリネ
・ライ麦100％パン
・りんご

夕食

・カラフル野菜のガーリック炒め
・さばのカレーソテー
★**キヌア**（P213）

Daily relaxation tip

アイマスク

アイマスクをして眠りましょう。ほんの少しの光でも、コルチゾールの値を上げ、メラトニンレベルに作用し、睡眠によくない影響を与えるという研究があります。

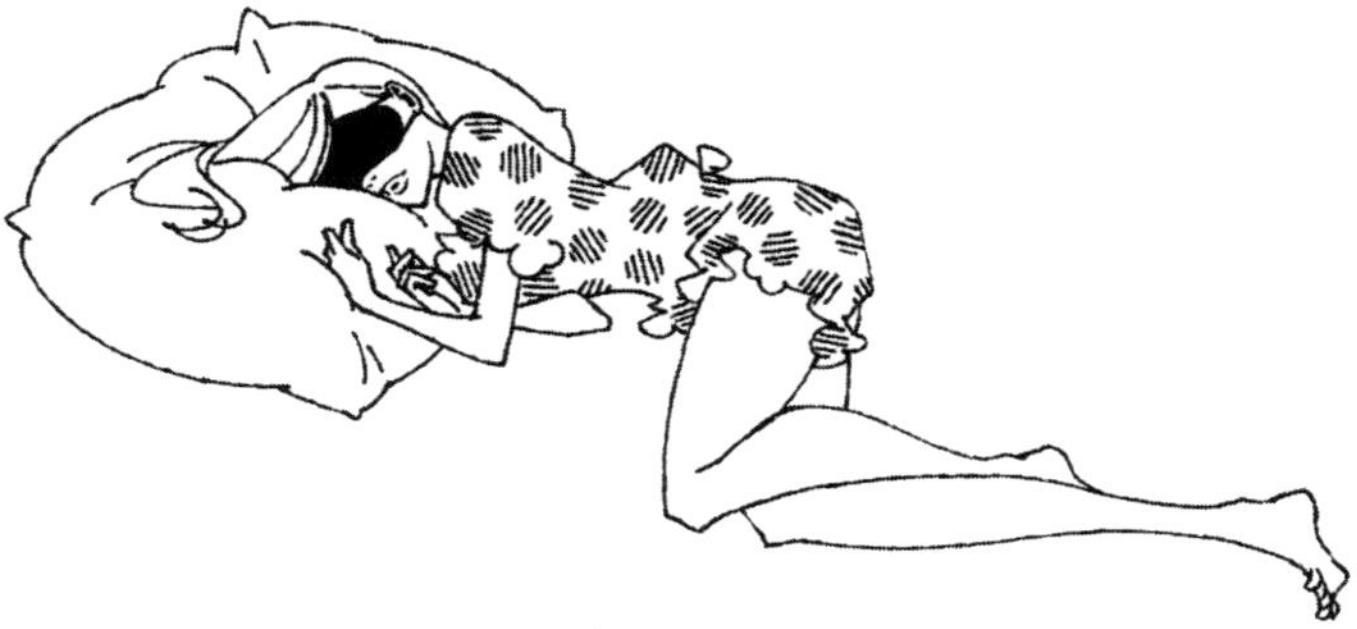

Message

キヌアは18%ものたんぱく質とすべての必須アミノ酸を含む、すばらしい食材。調理も簡単です。同量の水とともに炊飯器で、または1.5倍の水とともに鍋で10～15分煮込んで炊くことができます。スープストックで炊いても風味がついておいしいですよ。

・レモンドリンク

11日目
木曜日

朝食

・小松菜とたまねぎ、しめじのソテー
・スクランブル豆腐
・玄米ごはんと海苔
・梨

昼食（お弁当）

・炒め野菜のマリネ
・ゆで卵
・さばのほぐし身とナッツ混ぜ込み玄米おにぎり
・プラム

夕食

★**温野菜のサラダ　アーモンド味噌ドレッシング**（P209）
・あさりとカリフラワーのポタージュ
・玄米ごはんを少し

Daily exercise tip

壁に向かってストレッチ

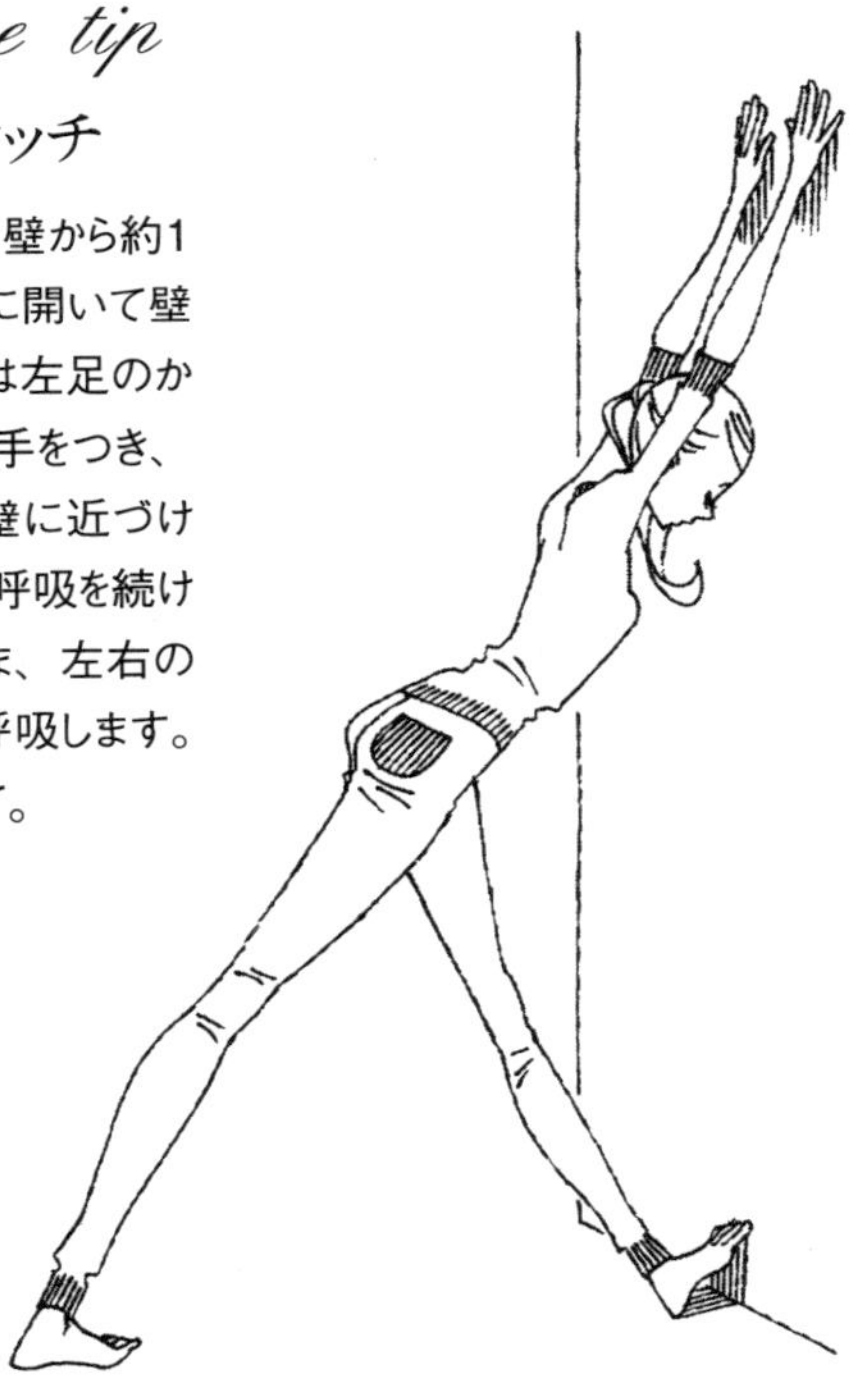

肩や手の緊張をとります。壁から約1メートル離れ、脚を45度に開いて壁に左足をつけます。重心は左足のかかとに。壁の高い場所に手をつき、首をリラックスさせ、頭を壁に近づけます。このポーズで30秒呼吸を続けた後、手を壁につけたまま、左右の脚の位置を変え、30秒呼吸します。かかとをしっかり床につけて。

Message

濃い緑色の野菜は、摂りすぎて困ることはありません。小松菜やほうれんそう、ブロッコリー、クレソン、パセリ、バジルなどに多く含まれる、酸化防止効果のあるルテインが、肌にダメージを与える活性酸素と闘い、また肌を紫外線から守ってくれます。

12日目

金曜日

・レモンドリンク

朝食

★**ポーチドエッグ入り具沢山味噌汁**（P210）
・玄米ごはんすりごまがけ
・ぶどう

昼食（お弁当）

・具沢山野菜サラダとサーモンフレーク
・大豆の味噌ナッツがらめ玄米おにぎり
・ビューティー・スナックパック
・洋梨

夕食（外食）

・枝豆
・冷や奴
・刺身
・ほっけ塩焼き
・酢の物

Daily exercise tip

タオルを使ったストレッチ

背面のストレッチに。床に座り、脚を前に出し、タオルを足にかけておきます。息を吸いながら両手を上に伸ばし、吐きながら体を前に倒し、お腹をももにつけます。タオルをつかみ、背中をまっすぐに。呼吸を続け、吐くたびに体を脚に近づけ、気持ちいいと感じる範囲でストレッチします。30秒から3分行ってください。

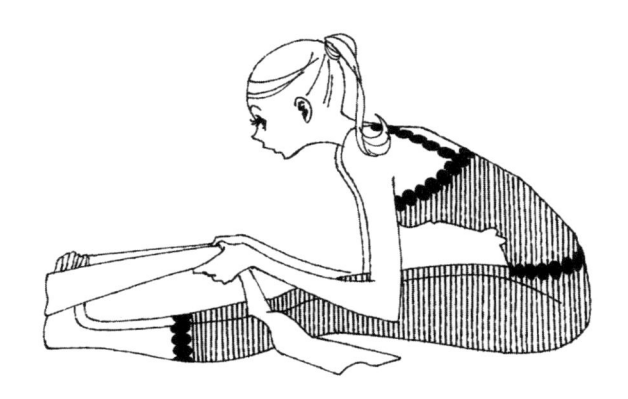

Message

卵を食べると、しわやしみ、皮膚がんなどにつながる紫外線からの肌ダメージへの防御力が4倍にアップしたという研究があります。ルテインなどのパワフルな抗酸化成分が含まれており、やわらかく、みずみずしい肌をもたらすことが知られているのです。

・レモンドリンク

13日目
土曜日

朝食

・パプリカ炒め（→常備菜の主材料に）
・さつまいものスパイスソテー　パプリカパウダーとカイエンペッパー風味
・そば粉のパンケーキ　クラッシュアーモンドとメープルシロップがけ
・フルーツたっぷりのヨーグルト

昼食

・キャベツとグリーンピースとナッツのサブジ
★ **セロリ、きゅうり、にんじん、パプリカのはちみつ風味ピクルス**
（→多めにつくって常備菜に）（P203）
★ **鶏ささみのフライパンタンドーリチキン**（P214）
・玄米ごはん
・キウイ

夕食

・野菜スープ
・ほうれんそうのガーリックソテー
・サーモングリル　イタリアンパセリオイル
・玄米ごはんを少し

Daily exercise tip

サイクリング

自然の中で自転車をこぐと気分も爽快ですよね。また、ジムでのバイクトレーニングもおすすめの有酸素運動です。

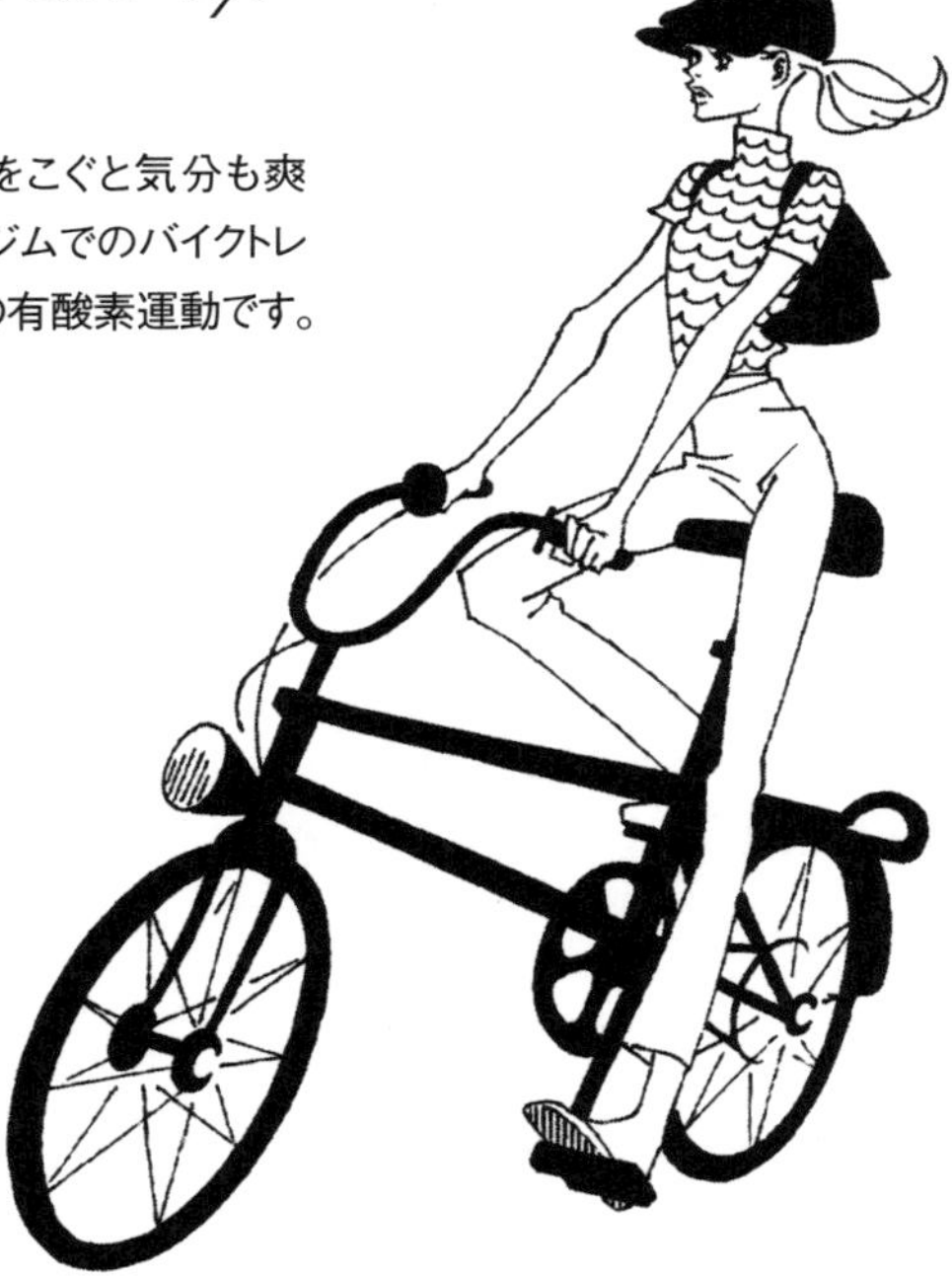

Message

アーモンドは、「太らないカロリー」を持つ食材の筆頭。5万人の女性を対象にした研究で、少なくとも週に2回アーモンドを食べる女性は、ほとんどアーモンドを食べない女性より体重が増えにくいという結果が出ています。

・レモンドリンク

14日目
日曜日

朝食

・じゃがいもと長ねぎの味噌汁
★**エリンギとアスパラガスのきんぴら**（→多めにつくって常備菜に）（P202）
★**刻み昆布と油揚げの煮物**（→多めにつくって常備菜に）（P203）
・さばの塩焼き　大根おろし添え
★**黒豆と厚揚げとひじきの玄米炊き込みごはん**（P205）
・メロン

昼食

・アボカドと鶏ささみと生野菜のサラダ　オリーブオイルドレッシング
・米粉 100%パン
・ミックスベリーのアガベシロップ和え
★**ブルーベリーと豆腐のスムージー**（P212）

夕食

・ブロッコリーのソテー
・ブイヤベース風スープ

Daily exercise tip

エアロビクス

音楽に合わせて、楽しく体を動かしましょう。心肺機能を高め、筋力をつけるのに効果的です。自分に合った運動強度のものを選んでください。

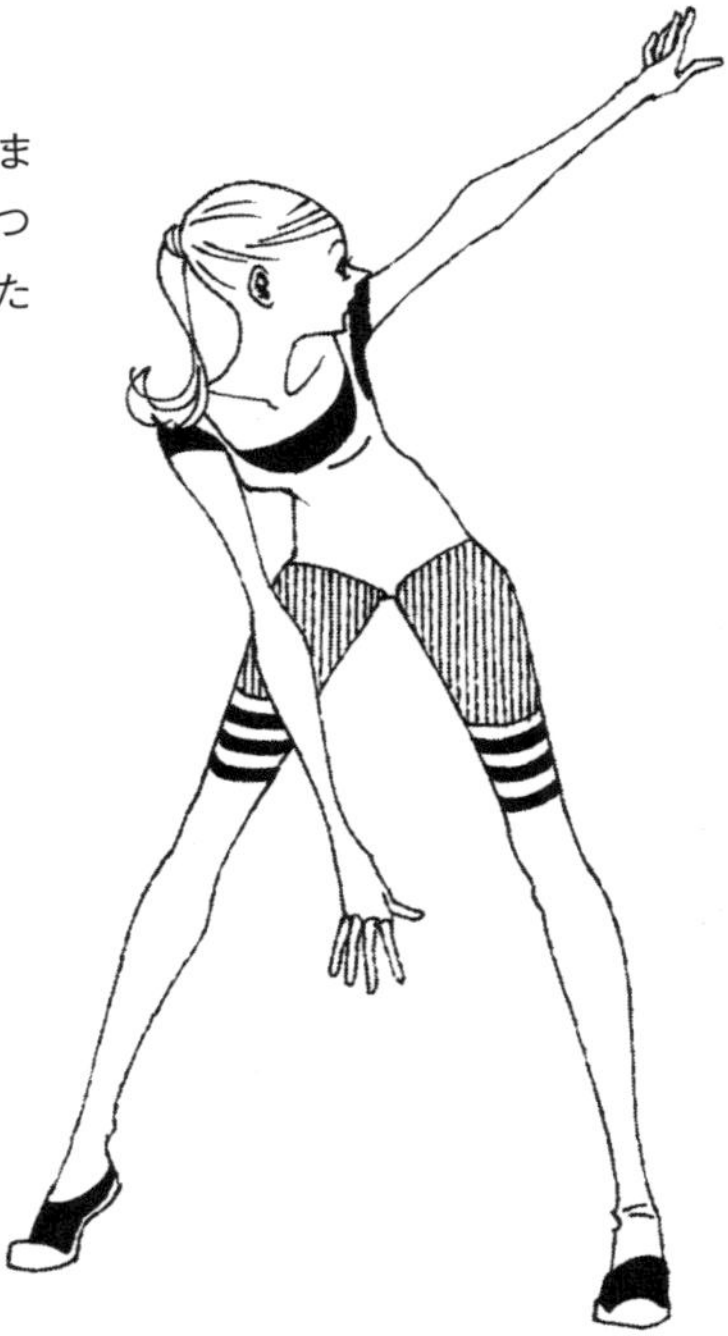

Message

米粉は精製されてはいますが、粉が 100%米粉のパンなら、美しくなるための食材リストに加えてかまいません。精製小麦を含むパンよりずっとおすすめだからです。ライ麦パンの風味が苦手という方は、ぜひ米粉 100%のパンを探してみてください。

15日目
月曜日

・レモンドリンク

朝食

・ナッツ入りコールスローサラダ
・ほうれんそう入りスクランブルエッグ
・ライ麦 100%パン
・フルーツたっぷりヨーグルト

昼食（お弁当）

・スティック野菜を豆腐とオリーブオイルのディップにつけて
★ **パプリカのローズマリー炒め**（→多めにつくって常備菜に）（P202）
・黒豆と厚揚げとひじきの玄米炊き込みごはんのおにぎり
・ビューティー・スナックパック

夕食

・野菜のスパイス炒め
★ いわしのソテー　**トマトソース**（P206）
・玄米ごはんを少し

Daily exercise tip

ウエイトトレーニング

カロリーを燃やす「やせる体」になるためには、筋肉をつけること。筋肉をキープするために必要なのは、定期的なウエイトトレーニングです。

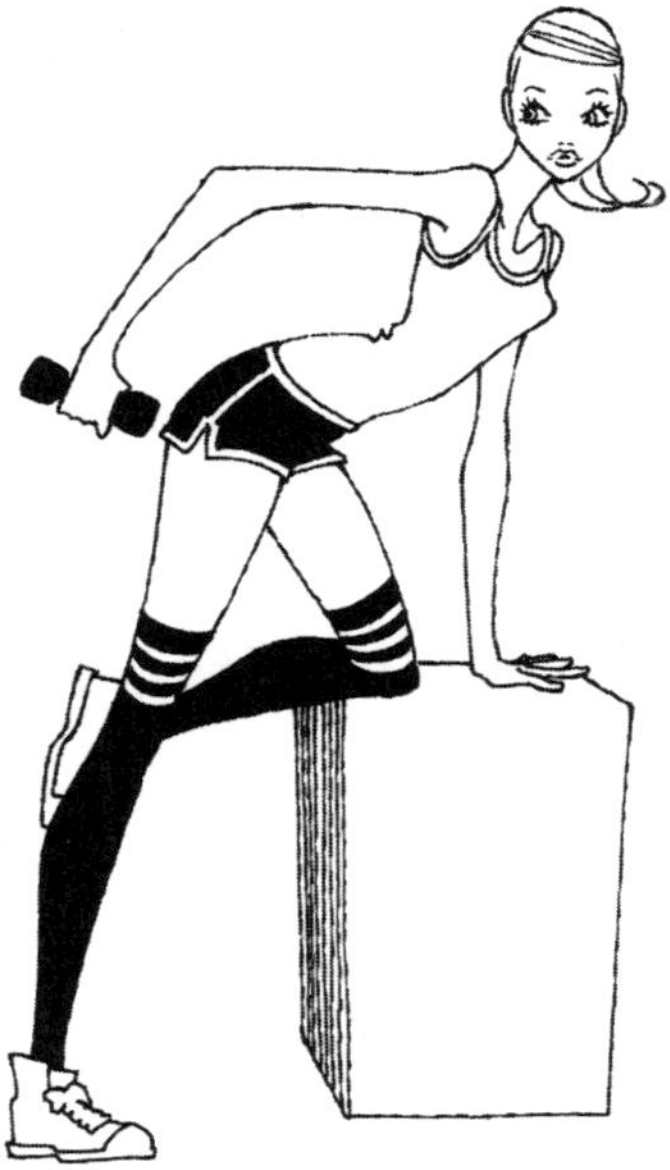

Message

真っ赤なトマトを食べることで、日焼けで肌が赤くなるのを防ぐことができます。特にリコピンが多く含まれるトマトペーストを3カ月食べた女性は、日焼けから肌を守る力が 25% アップしたという研究も！

生まれ変わる日は
近づいています！

30日プログラムの前半を達成しましたね、おめでとうございます！　ごほうびに、マッサージやフェイシャルエステなど、あなたの大好きなビューティー・トリートメントを楽しむことをおすすめします。そして、いままでで最高に美しいあなたに生まれ変わるまで、あと2週間。バイタリティにあふれ、すばらしい気分に満たされた日々が近づいています。

この30日プログラムを経験することは、あなたの現在の心身のすこやかさや美しさを高めるだけでなく、あなたの肌が年齢とともにどう変わってゆくかを決定づける、劇的な「美のターニングポイント」になる可能性があります。そのことをいつも意識し、この先の2週間もモチベーション高く取り組んでください。

あなたの外見は、あなたの内側が心身ともに健康であってこそ、本当に輝くのです。穏やかな心を手に入れるために、これからの2週間は、毎朝数分間の深呼吸を習慣にして、1日中光放つ肌を手に入れましょう。

1日にコップ8杯（計約1.2リットル）の水を飲むことも忘れないで。水を入れたボトルを持ち歩けば、あなたが実際にどれだけ飲んでいるのかを確認することができるでしょう。

16日目

火曜日

・レモンドリンク

朝食

・ズッキーニ、マッシュルーム、たまねぎ炒め
・スクランブル豆腐
・玄米ごはん
・オレンジ

昼食（お弁当）

・エリンギとアスパラガスのきんぴら（←常備菜）
・ツナとブロッコリーのオリーブオイル和え
・玄米ごはんすりごまがけ
・ビューティー・スナックパック
・すいか

夕食

・ほうれんそうときのこのガーリック炒め
・焼き豆腐と野菜のカレー
・玄米ごはん

Daily exercise tip

日光を浴びて早歩き

楽におしゃべりできる速さで、 でも歌は歌えないぐらいのスピードを目安に、元気に歩きましょう。 特に朝日を浴びながら歩くと、 体内時計をリセットでき、睡眠リズムが改善できるのでおすすめです。

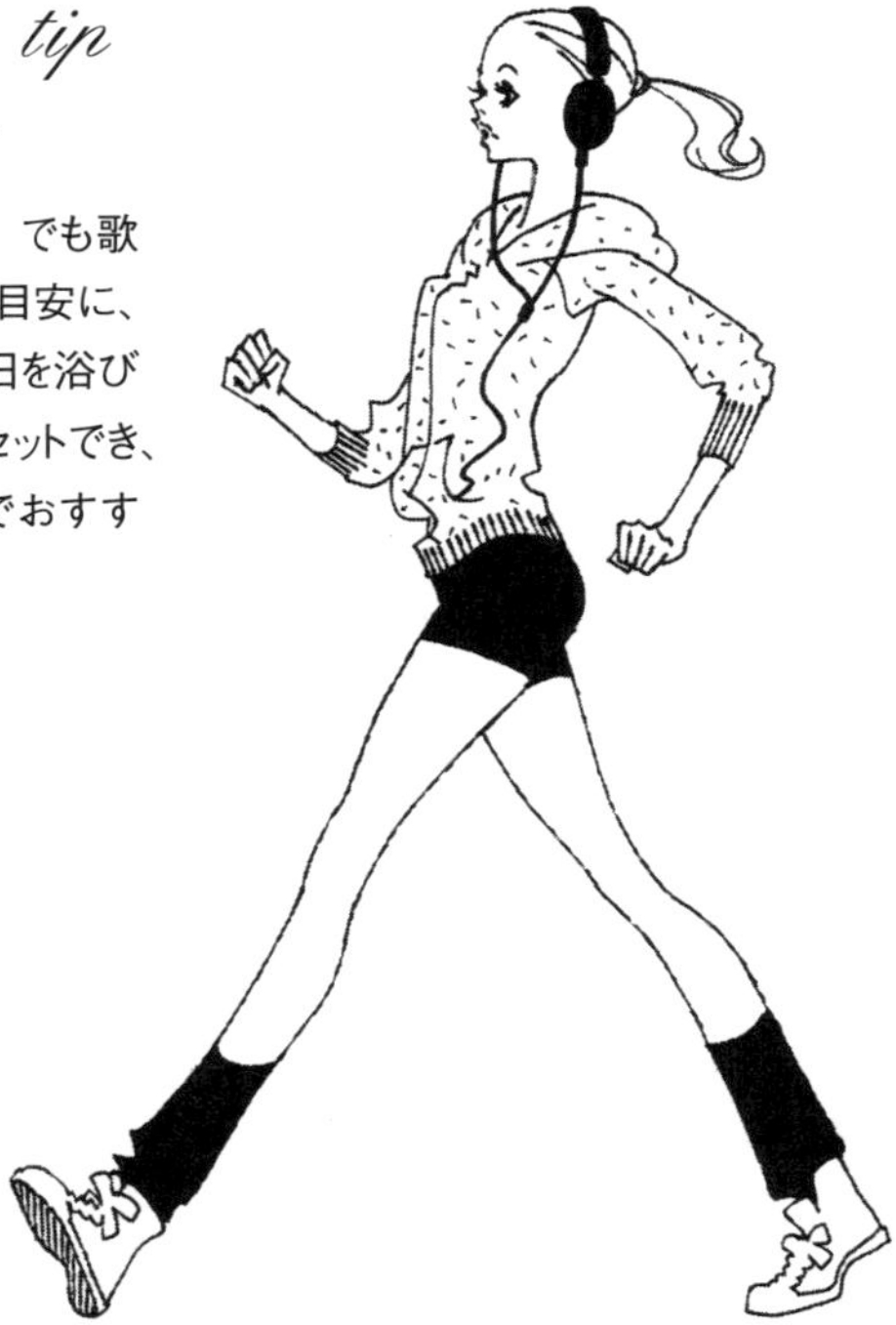

Message

ハーバード大学の研究によれば、もっともストレスのたまった女性のグループは、生理痛がつらくなる確率がストレスの少ない女性たちの2倍とのこと。ストレスはホルモンバランスを狂わせます。生理痛が重い方は、ストレス解消をますます大切にしましょう。

・レモンドリンク

17日目
水曜日

朝食

・トマトとフェタチーズ、大豆、たまねぎ、パセリのサラダ
・鶏ささみの粒マスタードオイル和えを米粉 100%パン
　またはライ麦 100%パンのトーストにのせて
・季節のフルーツとヨーグルト

昼食（お弁当）

・セロリ、たまねぎ、にんじん、レーズンのはちみつ風味
　ピクルス（←常備菜）
・刻み昆布と油揚げの煮物（←常備菜）
・ゆで卵
・玄米ごはんと梅干し、海苔
・柿

夕食

・野菜たっぷりスープ
・温野菜のサラダ　ハーブオイル
★ **サーモンソテー　ガーリックしょうがソース**（P206）

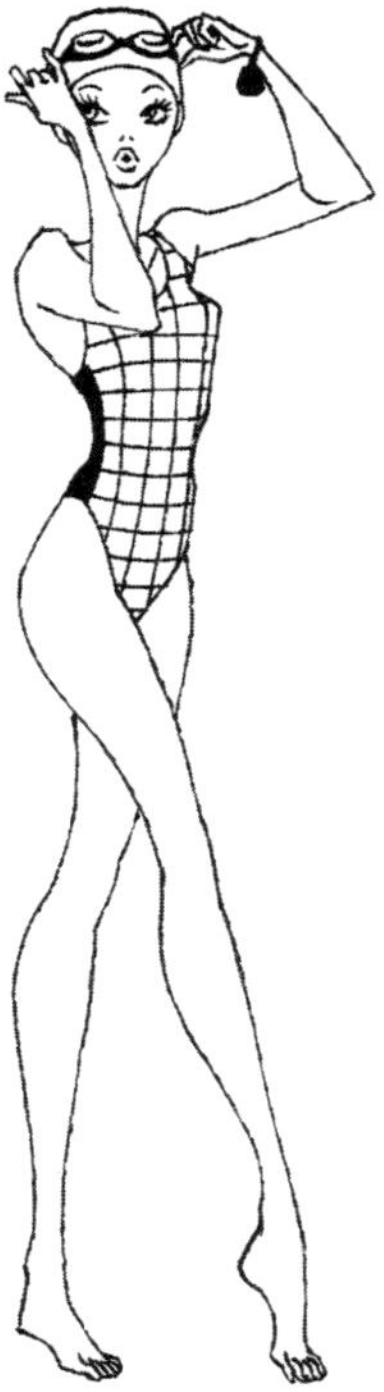

Daily exercise tip

スイミング

全身に効くスポーツ。心肺機能や筋力がアップし、姿勢もよくなります。浮力がかかる水の中では体重が陸上の10分の1になり、骨や関節への負担が少ないのもポイントです。

Message

ハーブの力を借りましょう。味わいが深まるだけでなく、抗酸化作用が強いので、エイジレス美女の味方にもなります。

・レモンドリンク

18日目

木曜日

朝食

・アボカドと納豆、ツナと野菜のサラダ
・玄米ごはん
・ラズベリー入りヨーグルト

昼食（外食）

・シーフードの山盛りサラダランチ
・ミネストローネスープ

夕食

・豆腐とわかめ、根菜の具沢山味噌汁
・玄米ごはんを少し

Daily exercise tip

ハイキング

研究によると、森林浴を楽しんでいる最中は、コルチゾール値と血圧が下がるとのこと。免疫力も高めることができますし、もちろん脚力の鍛錬にもなります。お友だちを誘って、健康的な週末を過ごしましょう。

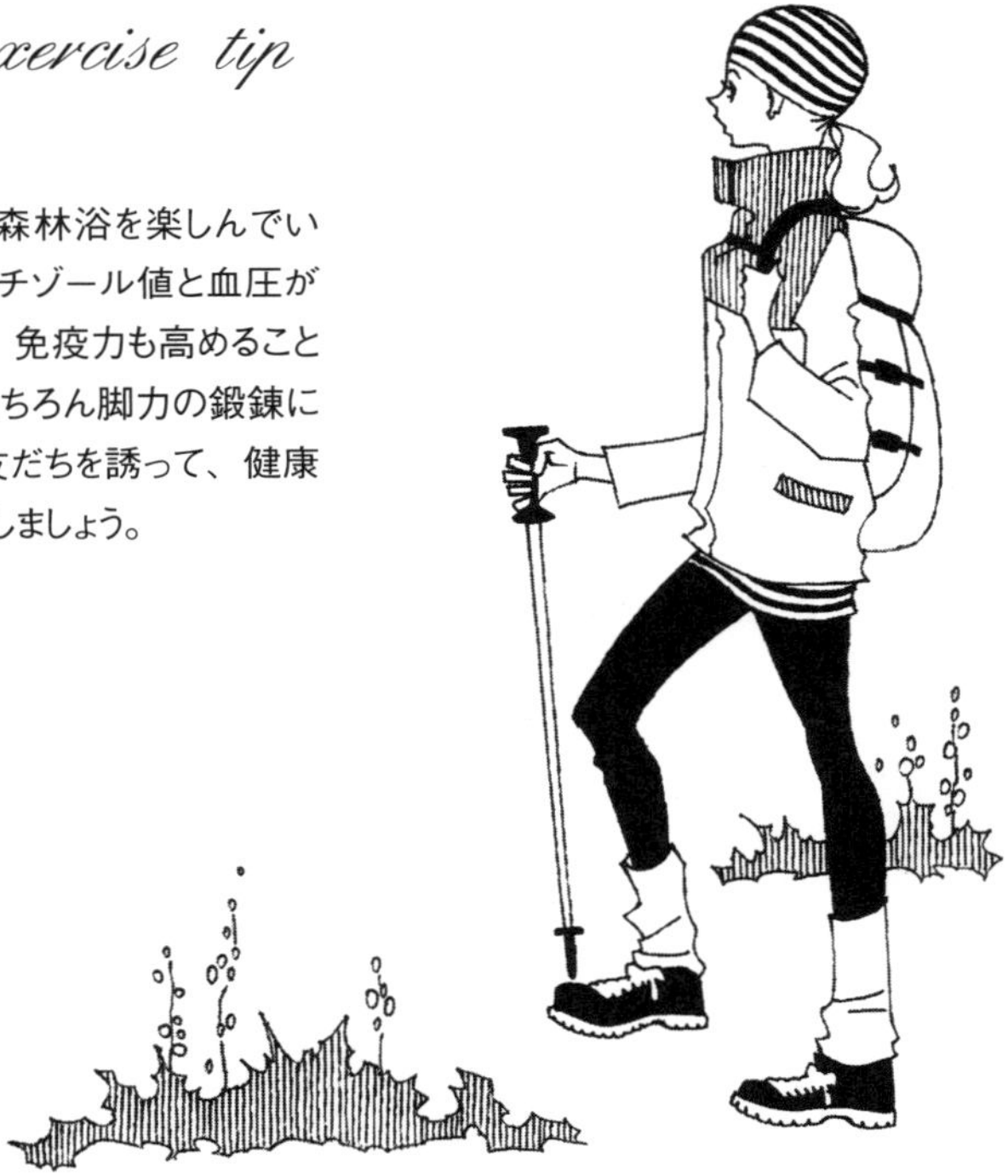

Message

淹れたての緑茶はアンチエイジングパワーが強く、健康的な美肌のためには欠かせません。さらに、適度の運動をしている人を対象にした研究で、緑茶を飲む人は、ほかのカフェイン飲料を飲む人に比べ、お腹まわりの脂肪がぐっと落ちたとの報告があるんですよ。

・レモンドリンク

19日目
金曜日

朝食

・ビューティー・グラノーラ　バナナ、ベリー、ヨーグルトがけ
★**プルーンと豆腐のスムージー**（P212）

昼食（お弁当）

・缶詰鮭のニース風山盛りサラダ
・ライ麦100%パン
・ブルーベリー

夕食（外食）

・焼き鳥
・トマトサラダ
・卵焼き
・おひたし

Daily exercise tip

ダンス

音楽を聴きながら、お部屋で踊りまくるのも簡単なエクササイズ兼ストレス解消法。人目が気にならない場所で、自分流のダンスを思いきり楽しんで！

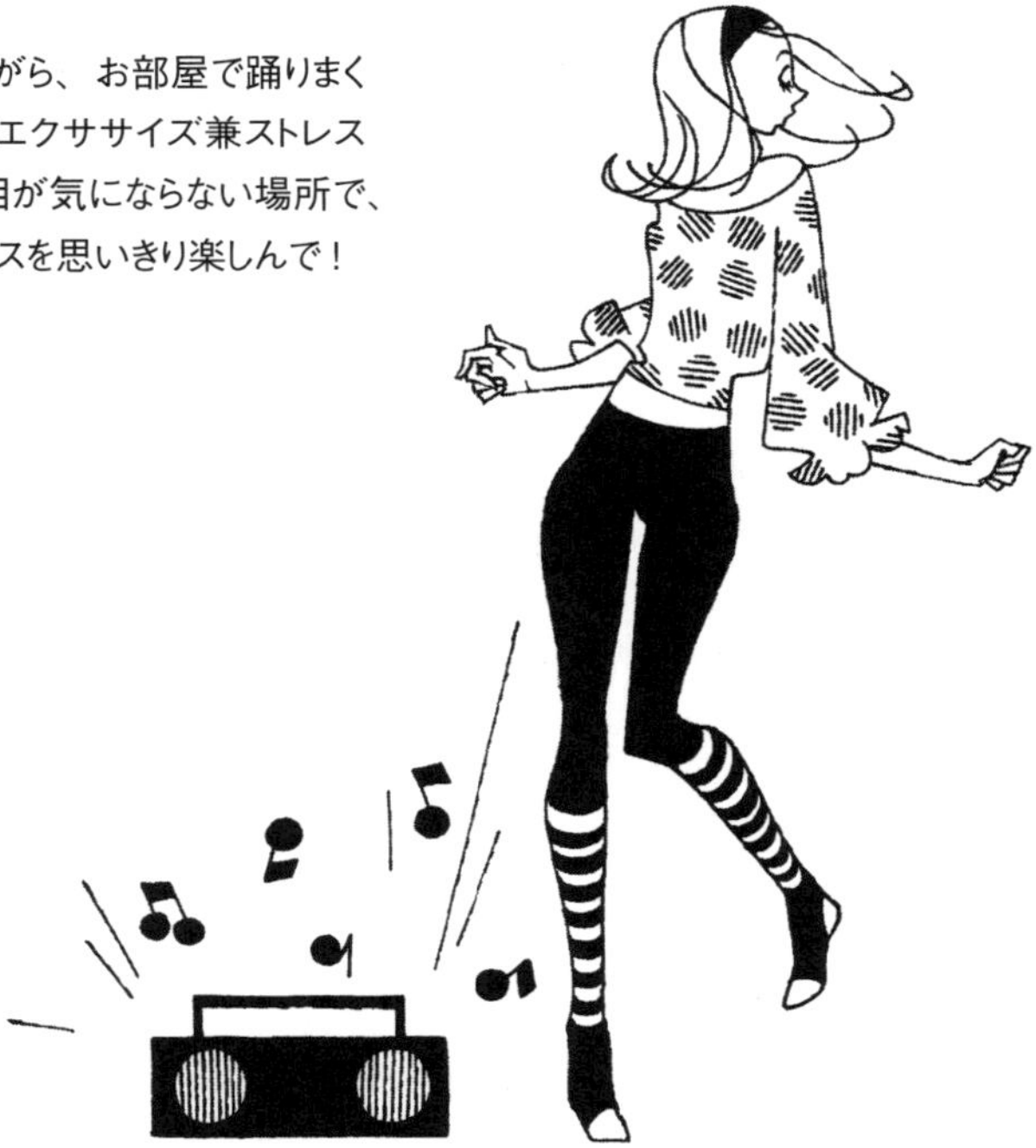

Message

ブルーベリーに含まれるアントシアニンという紫の植物色素は、アンチエイジングに強いパワーを発揮します。肌ストレスを減らし、しなやかさを守ってくれます。

・レモンドリンク

20日目
土曜日

朝食

・さやえんどうとわかめの味噌汁
・小松菜の梅和え
・刻み昆布と油揚げの煮物（←常備菜）
・ねぎたっぷりの卵焼き
・鯵の開き　大根おろし添え
・玄米ごはん
・プラム

昼食

・たっぷり野菜のグリル
・大根、きゅうり、キャベツの梅酢ピクルス（←常備菜）
・オーガニックでグラスフェッドの牛フィレステーキまたはサーモンのグリル
・ライ麦 100%パン
・りんご

夕食

・野菜たっぷりスープ
・温野菜のハーブ添え
★**鶏肉と大豆のカチャトラ風**（P213）
・玄米ごはんを少し

Daily exercise tip

ピラティス

体幹を鍛えるのに効果的なエクササイズ。胸式呼吸で、ゆっくりと動きながらポーズをとります。体のゆがみをとる効果もうれしいですね。

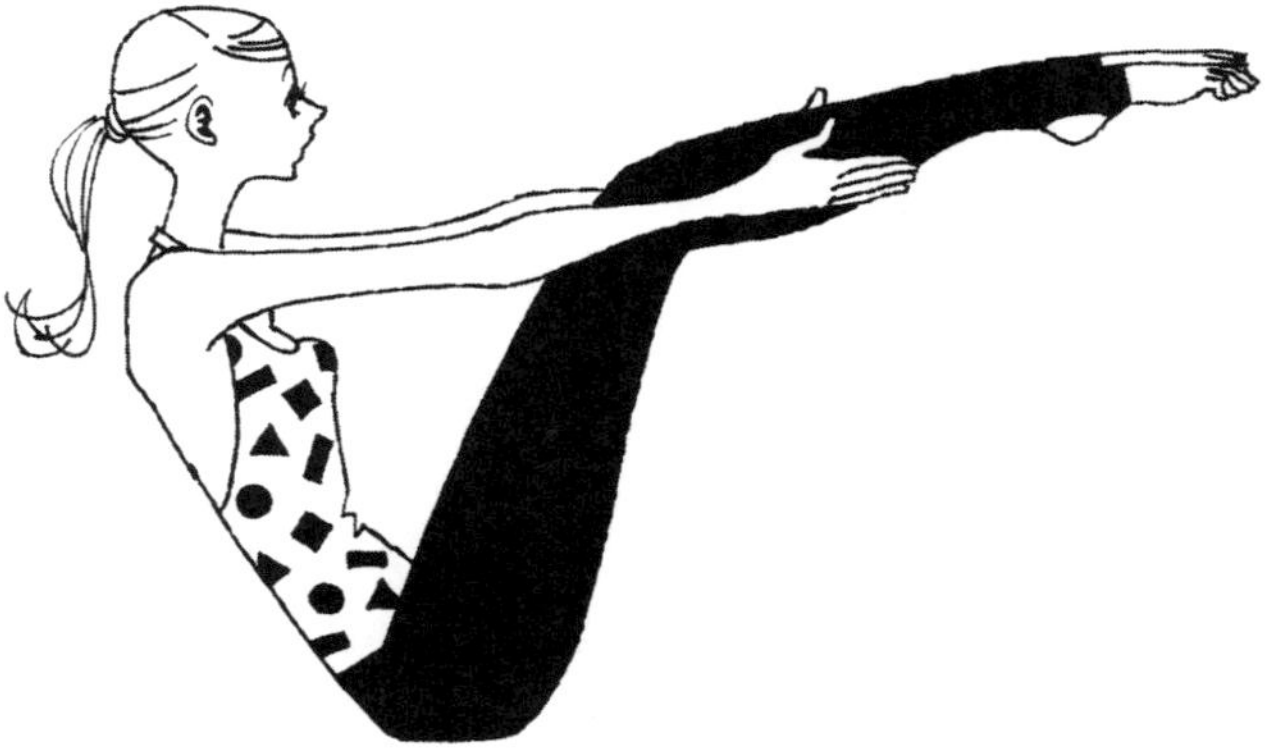

Message

ステーキを食べたければ、オーガニックでグラスフェッドの牛肉を。牛はもともと草を食べる動物ですから、穀類をエサに与えている飼育方法では不健康な脂肪分が増えるなど、問題点が指摘されています。ホルモン剤や抗生物質が使われているものは問題外です。

21日目

日曜日

・レモンドリンク

朝食

・グリーンピースとたまねぎ、ポテトのスープ
・そば粉のガレット　目玉焼きときのこ、トマトのソテー添え
・ナッツとフルーツ入りヨーグルト

昼食

・あさりと長ねぎの味噌汁
・にんじんとセロリのきんぴら（←常備菜）
・豆腐ステーキ
★**ひよこ豆の玄米炊き込みごはん**（P205）
・いよかん

夕食

・ブロッコリーとパプリカ炒め（→多めにつくって常備菜の主材料に）
・いわしの香草焼き
・キヌア

Daily exercise tip

階段を習慣に

エレベーターに乗るかわりに、階段を使いましょう。小さなことに思えるかもしれないけれど、1段1段があなたのヒップに確実に効きますよ。

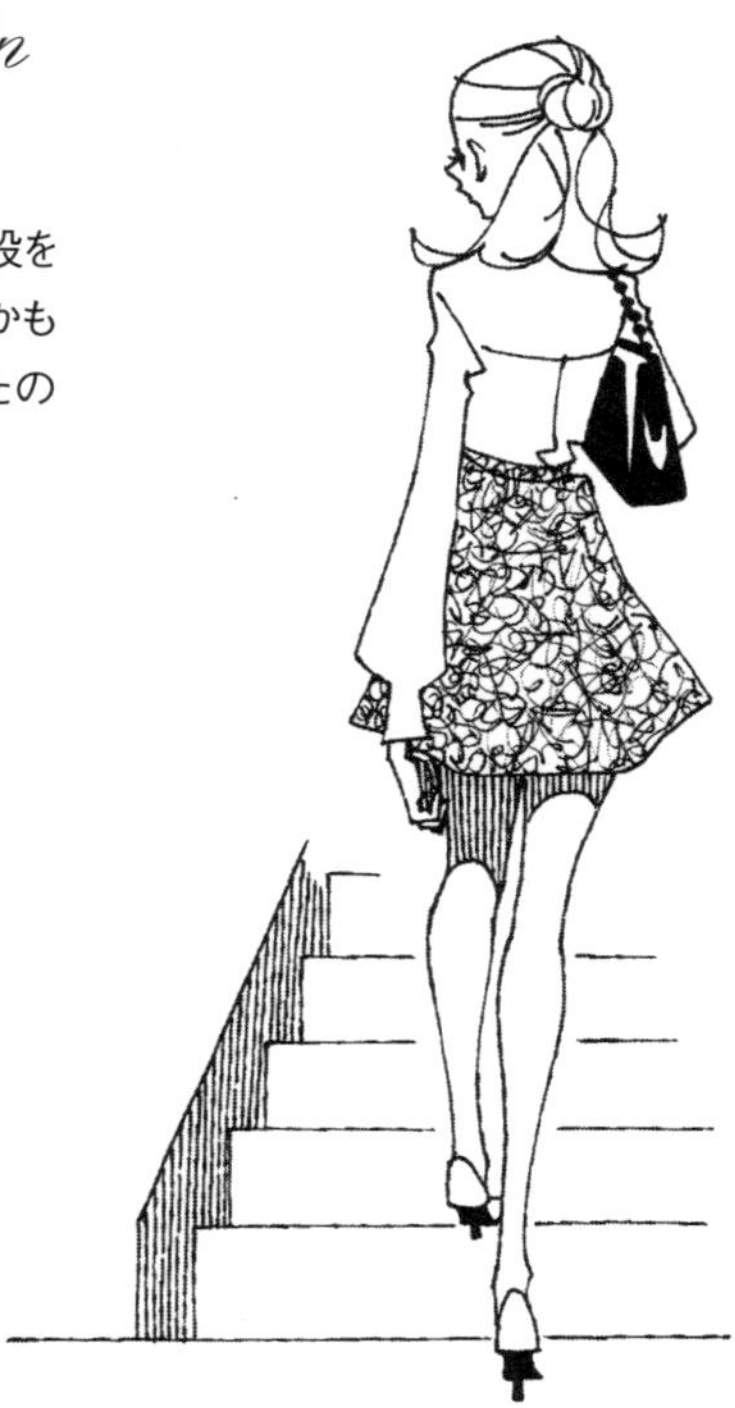

Message

野菜やフルーツは、その土地で有機栽培された季節のものを生産者が直接販売するファーマーズマーケットで買うのが理想的。スーパーマーケットの野菜やフルーツは、熟す前に収穫されているものも多いのですが、これらは栄養価が低いのです。

22日目

月曜日

・レモンドリンク

朝食

・トマトとスライスオニオン、ナッツのサラダ
・イタリアンパセリ入りスクランブルエッグ
・ライ麦 100%パン
・すもも

昼食（お弁当）

・にんじんとセロリのきんぴら（←常備菜）
・パプリカの炒めマリネ（←常備菜）
・プチトマト
・さば（水煮缶）のレモン風味
・キヌアと玄米ごはんのおにぎり
・びわ

夕食

・温野菜
・刻み昆布と油揚げの煮物（←常備菜）
★ たらのソテー　**カレーオイル**（P206）
・玄米ごはんを少し

Daily exercise tip

バランスボール

パソコンの前では、いすのかわりにバランスボールに座ってみてください。姿勢がぐっとよくなるでしょう。メールをチェックしながら腹筋のトレーニングもできます。

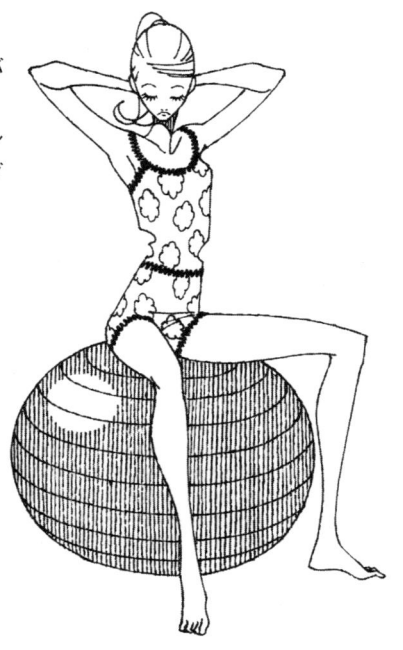

Message

良質なたんぱく質を含むキヌアを、玄米と混ぜておにぎりにするのはいいアイディア。水分を多めに炊いてアガベシロップやフルーツを加え、朝食のおかゆにしてもおいしいですよ。

23日目

火曜日

・レモンドリンク

朝食

・ポーチドエッグ入り具沢山味噌汁
・玄米ごはんすりごまがけ
・いちご

昼食（お弁当）

・チキンとアボカド、きゅうり、トマト、青ねぎ、ライム果汁のサラダ
・大根、きゅうり、キャベツの梅酢ピクルス（←常備菜）
・米粉100%パン
・バナナ

夕食

・カラフル温野菜
・サーモングリル　ヨーグルトマスタードソース

Daily relaxation tip

ガールズトーク

ガールズトークで盛り上がっている女性の体内では、
〝愛のホルモン〟と呼ばれるオキシトシンが放出され、
ストレスと不安を軽減させます。

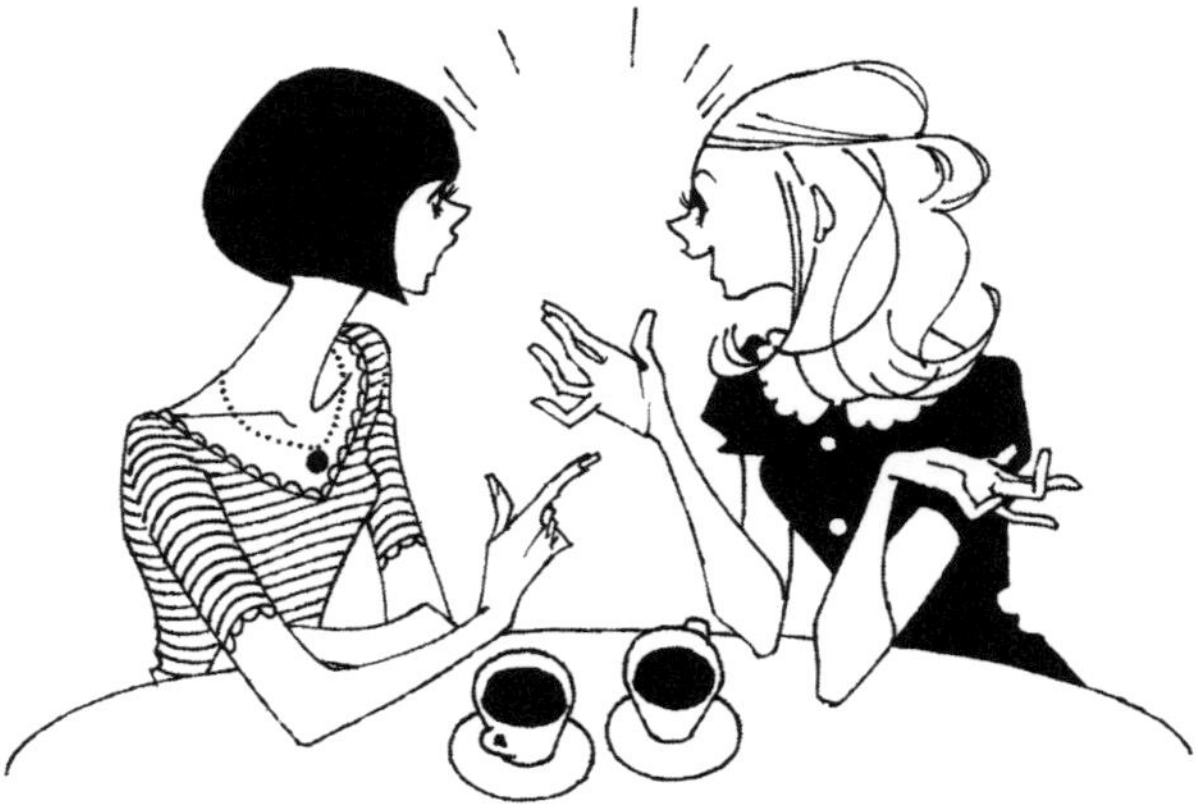

Message

研究によれば、ひと晩に6〜8時間の睡眠をとっている人は、睡眠時間が6時間以下の人に比べ、お腹まわりの脂肪がかなり少なかったとか！ お腹まわりを引き締めたかったら、まずは充分に寝てくださいね。

24日目

水曜日

・レモンドリンク

朝食

・ブロッコリー、たまねぎ、アスパラガスのソテー
・スクランブル豆腐
・玄米ごはん
・いちじく

昼食（外食）

・さば味噌定食

夕食

★**厚揚げとたっぷり野菜のガドガド風サラダ**（P208）
・トスカーナ風豆と野菜のスープ
・キヌア

Daily relaxation tip

笑顔、口角を上げること

笑うことはストレス発散に最高。免疫力も高まります。口角を上げて笑顔をつくるだけでも、脳はハッピーな状態だと勘違いして、コルチゾールが減るのです。

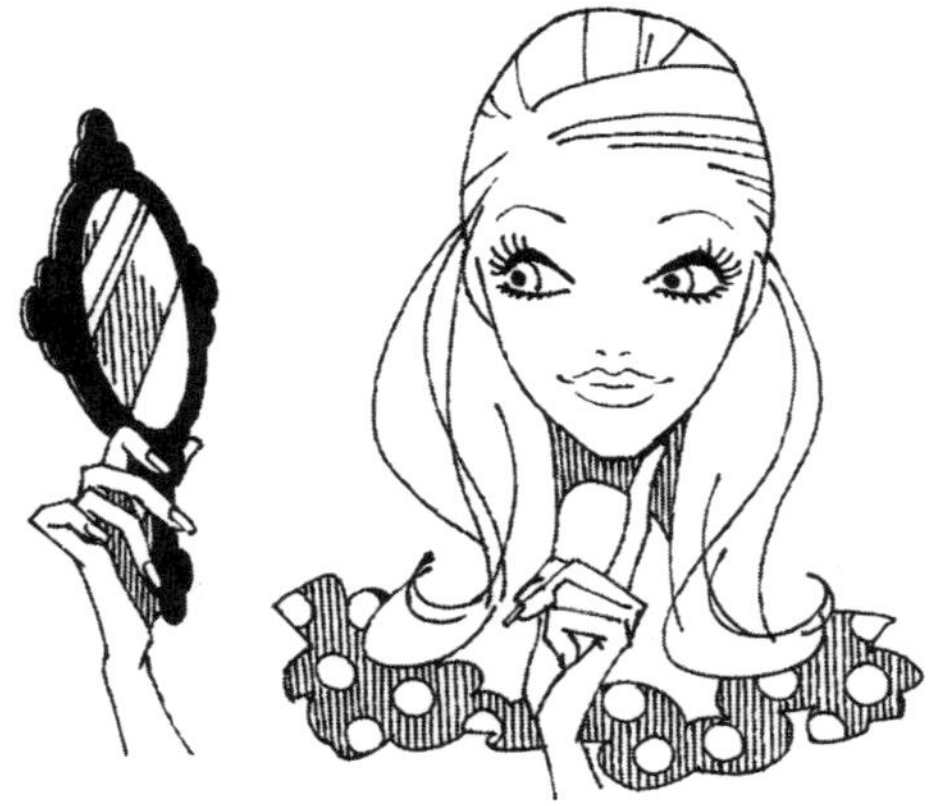

Message

強いストレスを受けると、ストレスホルモンの影響でアレルギー反応を起こすたんぱく質が生成されることが研究でわかっています。アレルギーのある人はとりわけ、ストレス解消も大事にしてくださいね。

25日目

木曜日

・レモンドリンク

朝食

・トスカーナ風豆と野菜のスープ
・ビューティー・グラノーラ　フルーツと豆乳がけ
・いよかん

昼食（お弁当）

・大根、きゅうり、キャベツの梅酢ピクルス（←常備菜）
・玄米ごはん、ツナ、野菜とナッツの混ぜ寿司
・キウイ

夕食

★**いわしのつみれとカラフル野菜の鍋**（P212）

Daily relaxation tip

お笑いのDVD

DVDを選ぶなら、お笑い番組やコメディーを。観る前に、「これ、おもしろそう」と期待しただけでストレスが減るんですよ。

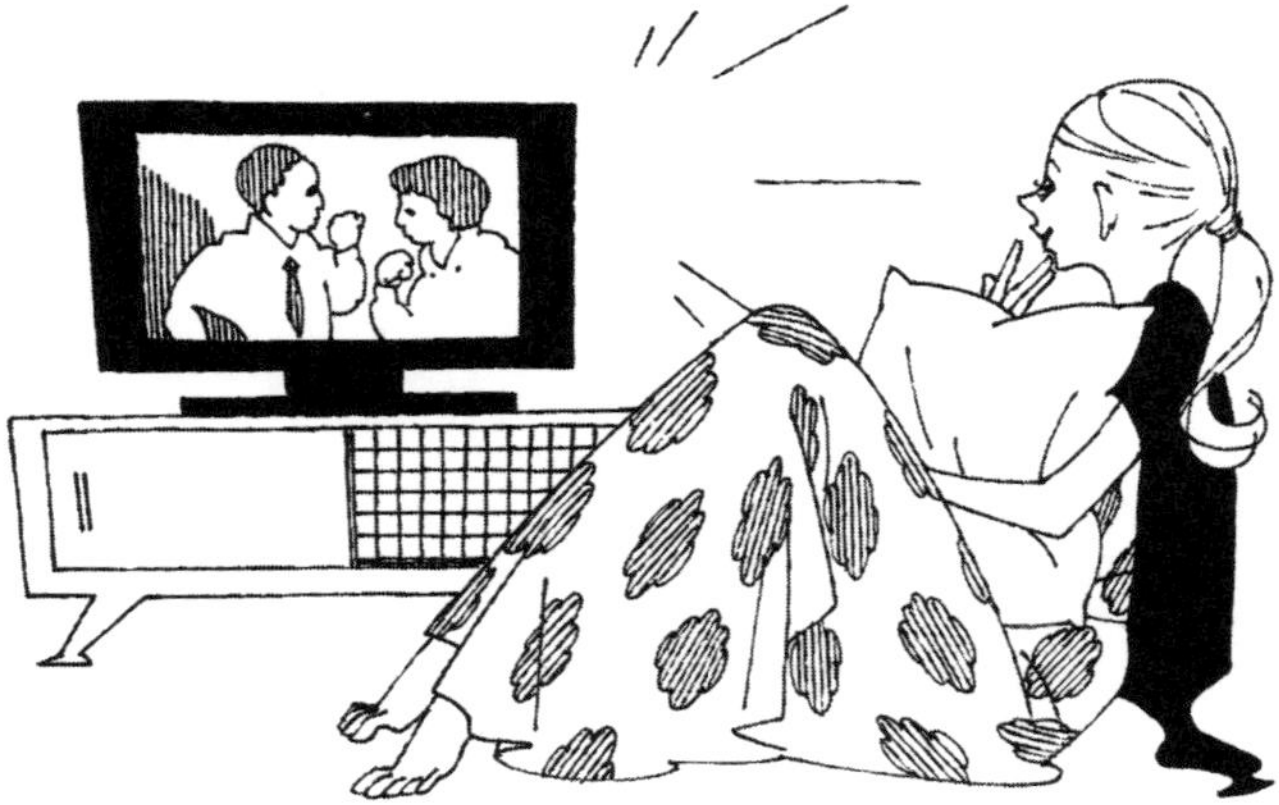

Message

〝ビューティー・スナック〟を摂りましょう。間食をしない人よりも、おやつを食べる人の方が太りすぎになる確率が60%低いというデータがあります。おやつを食べる人の方が食べない人より13%もおへそまわりに肉がつきにくいという研究結果も出ていますよ。

・レモンドリンク

26日目
金曜日

朝食

・レンズ豆のスープ
・ゆで卵
・アボカドとスライスオニオンのオープンサンド（ライ麦100%パン）
・すいか

昼食（お弁当）

・ゆで野菜（←前夜の鍋でゆでてとりわけておく）とツナのオリーブオイルサラダ
・枝豆玄米おにぎり
・ぶどう

夕食

・ハーブ入り野菜スープ
・温野菜のサラダ　アーモンド味噌ドレッシング
★**サーモンソテー　ケッパーソース**（P206）
・キヌア

Daily exercise tip

すらりと歩いて

背筋をぴんと伸ばし、あごを上げ、目線を先に向けて歩きましょう。正しい姿勢は見た目にも美しく、さらにあなた自身の自尊心をも高めます。よりスリムに見える効果もありますよ。

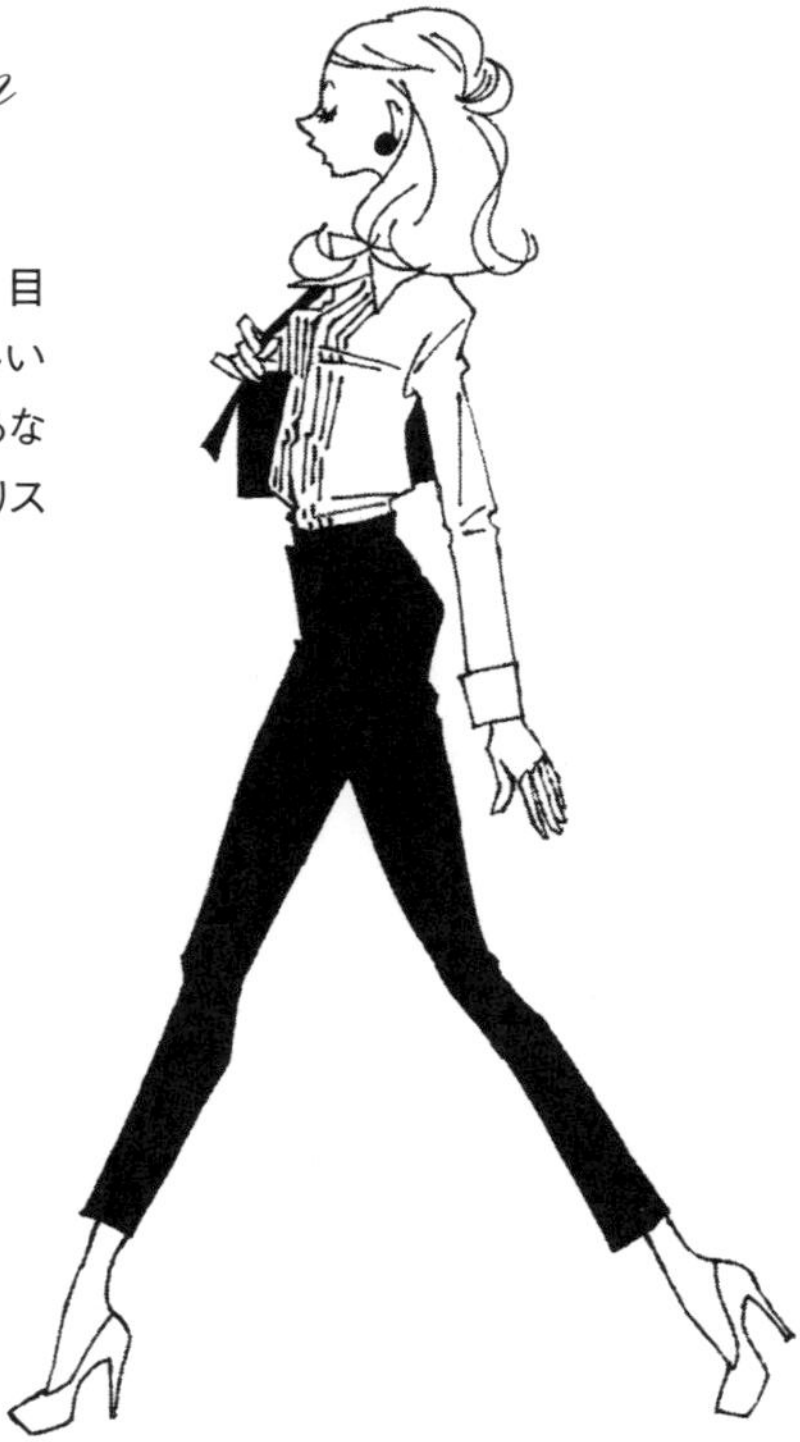

Message

朝起きたとき、気分はすっきりしているのに目が腫《は》れぼったいなら、塩辛い食べ物を控えてみて。醬油をついかけすぎたり、ポテトチップスを食べたりしていませんか？　塩分を摂りすぎると、目のまわりの細胞が水をため込もうとするので要注意です！

27日目

土曜日

・レモンドリンク

朝食

・アボカドと生野菜のサラダ　オリーブオイルドレッシング
・そば粉のパンケーキ　バナナとベリー、ナッツとメープルシロップがけ

昼食

・ほうれんそう、パプリカ、マッシュルーム、たまねぎのサラダ
★**チキングリル　レモンオニオンソース**（P207）
・キヌア
★**焼きりんごのアーモンドクリームシナモン風味**（P214）

夕食

・野菜たっぷりのスープ
★**ほうれんそうとツナとくるみのショートパスタ**（P213）
（玄米パスタ、または全粒粉パスタを使って）

Daily relaxation tip

音のリラックス

CDプレイヤーやiPodなどで、お気に入りの音楽やヒーリングミュージックに耳を傾けましょう。

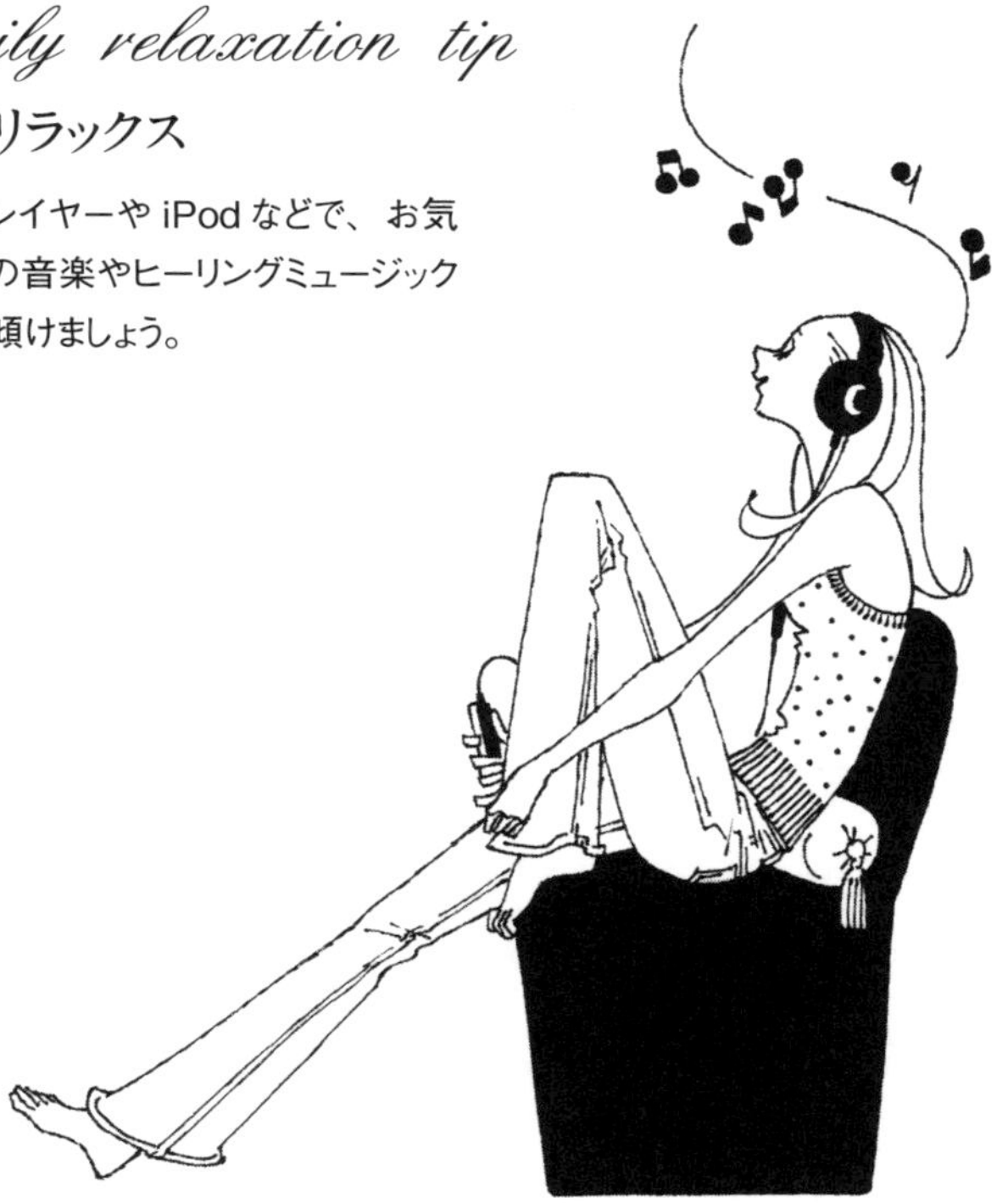

Message

くるみは、うるおってしなやかな肌をつくる、有能な油の宝庫。睡眠をコントロールするメラトニンというホルモンを含んでいるので、夜ごはんのメニューにくるみを加えると、よく眠れるかもしれませんね。

28日目

日曜日

・レモンドリンク

朝食

・豆腐とオクラの味噌汁
・小松菜のちりめんじゃこ和え
・りんごとくるみのサラダ
・甘塩鮭　大根おろし添え
★**しめじと大豆の玄米炊き込みごはん**（P205）
・いちご

昼食

・たまねぎと鶏ささみのスープ
・さやいんげんのピーナッツバター和え
・野菜たっぷりのスペインオムレツ
・玄米ごはん
・梨

夕食

・たっぷり野菜と鮭の石狩鍋
・玄米ごはんを少し

Daily beauty tip

マッサージ

マッサージなどの人の手によるトリートメントを受けると、ストレスホルモンの値が下がり、ハッピーホルモンが増えます。ネイルケアやフェイシャルエステもおすすめです。

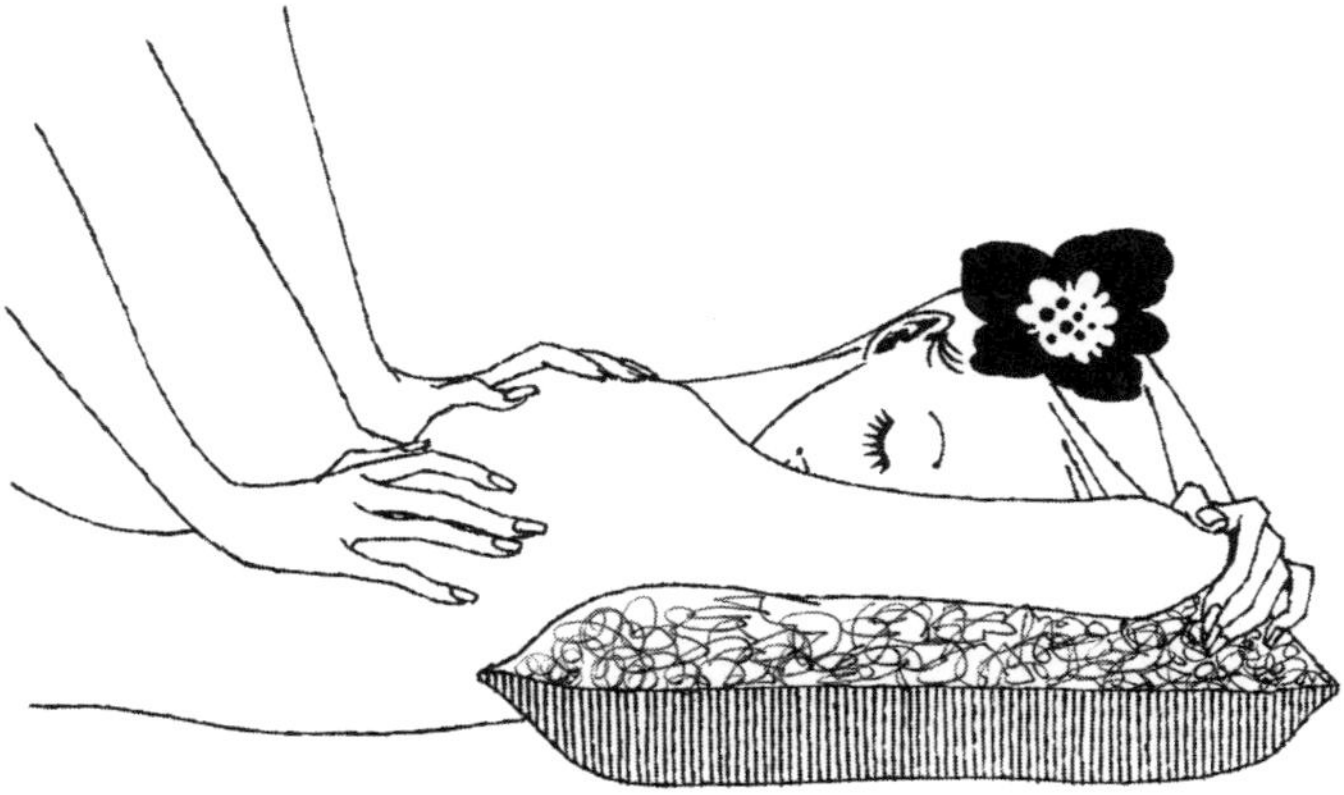

Message

いつもポジティブな面に意識を集中してください。たとえば、「なんだか体がすっきりしたし、気分もよくなってる！　精製された炭水化物とお砂糖を控えてるからかな」というように。あなたに合うよい食事は必ずよい効果を生んでいるはずです！

29日目

月曜日

・レモンドリンク

朝食

・アスパラガスのサラダ
・トマトのスクランブルエッグ
・米粉 100%パン、またはライ麦 100%パンのトースト
・ブルーベリーとナッツ入りヨーグルト

昼食（外食）

・刺身定食

夕食

・野菜スープ
・小松菜のナッツ梅和え
・鶏ささみのしょうが焼き
・玄米ごはんを少し

Daily relaxation tip

熱いお風呂

熱いお風呂にゆっくりつかりましょう。コルチゾール値が減るので、毎日のストレス対策に有効です。

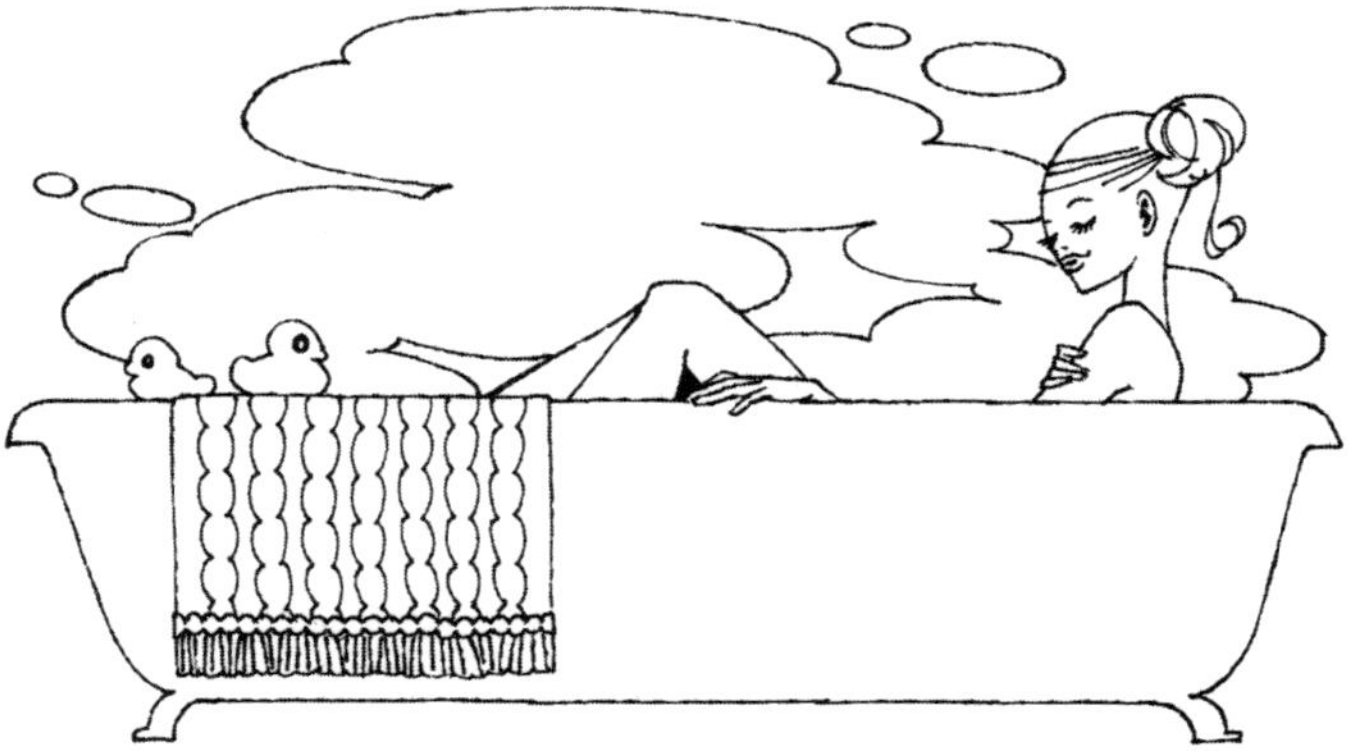

Message

200 人を対象にしたイギリスでの調査で、砂糖とカフェイン、アルコール、甘いチョコレートを食べる量を減らし、水、野菜、フルーツ、脂ののった魚の摂取量を増やした男女のうち、88%が「より幸福になり、穏やかな気持ちになり、より元気になった」との結果が。すべて食べ物による変化です！

30日目
火曜日

・レモンドリンク

朝食

・炒めトマトと豆腐の味噌汁
・ほうれんそうのごま和え
・切り昆布の煮物
・鮭のハラス焼き　大根おろし添え
・玄米ごはん
・桃

昼食（お弁当）

・スティック野菜と豆腐ディップ
・ゆで卵
・しめじと大豆の玄米炊き込みごはんのおにぎり
・いちご

夕食

・わかめとたまねぎのスープ
・温野菜のサラダ
・焼きさば　トマトソース
・玄米ごはんを少し

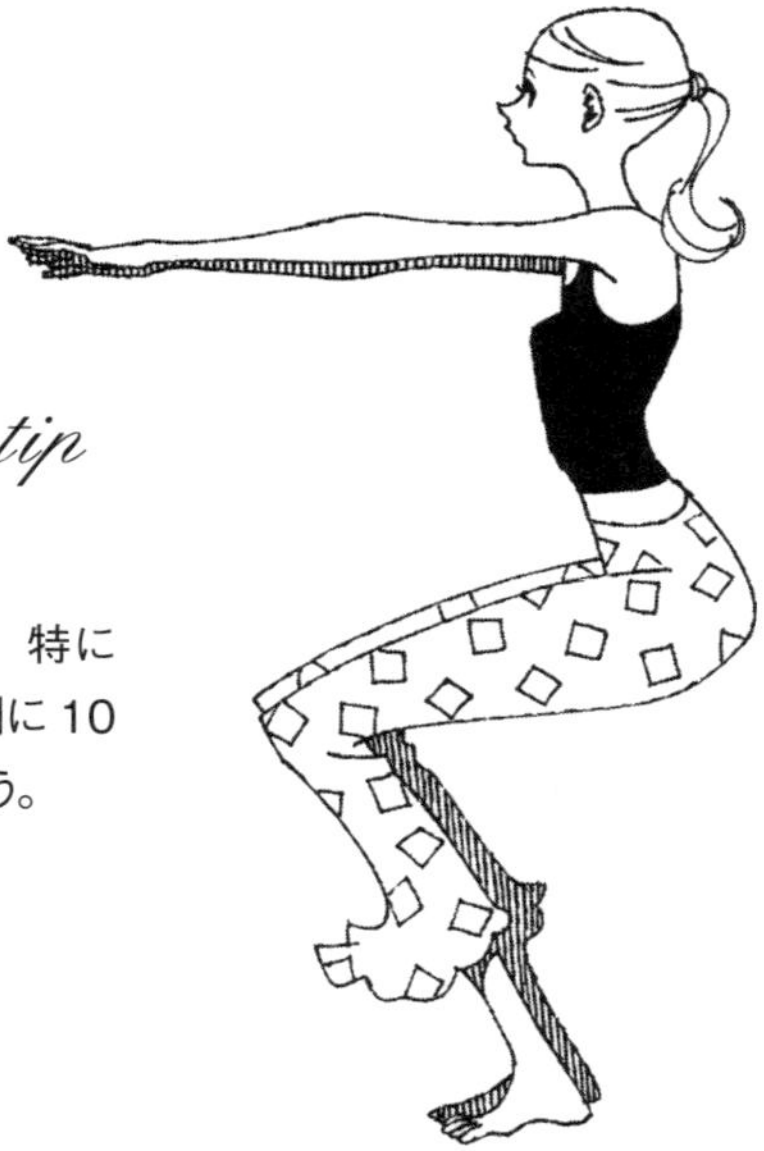

Daily exercise tip

スクワット

お腹、ヒップにも効きますが、特に美脚効果が見逃せません。朝に10回のスクワットを習慣にしましょう。

Message

あなたが前向きで、積極性にあふれていれば、あなたのそのポジティブなエネルギーがまわりの人を幸せにします。毎日を明るく楽しく輝かせるあなたのそばにいたいと、みんなが思うようになるでしょう。人を元気づけ、ハッピーな気持ちにさせるパワーを、あなたは持っているのです。

Congratulations!

自分で磨き上げた
美しさに
自信を持って！

おめでとうございます！　30日プログラムをついに達成しましたね。

いまのあなたは最高の気分で、バイタリティにあふれ、外見もかつてないほど輝いているはずです。肌のコンディションがぐっとよくなって、爪も強くなり、豊かですこやかな髪、きらめく瞳が輝いていることでしょう。エネルギーが増したのも、消化が改善したのも感じていますよね。体重も減っているかもしれません。なにより、30日を経て、健康的な食べ物を選ぶ食生活に自信がついたはず。このヘルシーな生活をずっと続けたいという気持ちになっていただけたらうれしいです！

毎回の食事で、老化を撃退することができるという事実を忘れないでください。これからも、ハッピーな肌、理想的な体型のために、サーモンやいわし、さば、ぶりなどの脂ののった魚や、彩りあざやかな旬の野菜とフルーツ、豆腐などの大豆製品、玄米やオーツ麦などの全粒穀類、オリーブオイル、ダークチョコレート、アボカド、アーモンドやくるみなどのナッツを積極的に摂り、淹れたての緑茶を毎日飲みましょう。これらの食材は、あなたを輝かせる最高のコスメになるのですから。

あとがきにかえて

この本をみなさまにお届けする準備を始めてから、多くのことが起こりました。

2011年3月11日に発生した東日本大震災は、想像を絶する出来事でした。信じ難いほどの甚大な被害がもたらされ、たくさんの命が失われました。大勢の方が被災され、いまも苦しんでいます。

胸が張り裂けるような事態に、日本のみなさまと同じように、私も深く心を痛めました。世界中の誰もが、日本の痛みを分かち合っていました。

一方で、日本の人々のこれまで知られていなかった一面を、世界は目にすることになりました。過酷な状況にあってもまず他人を思いやるやさしさ、食糧配給を待つ人々の列にきちんと並び何時間も待つ、自分を律する心の美しさ、また精神的な強さは、日本人と日本の文化に根ざしたものでした。世界中の多くの人々が、強い感銘を受けました。そして私は、このすばらしい国・日本に住む機会に恵まれていること、日本を“My home”と呼べることがどんなに光栄なことかを改めて感じるようになりました。日本で暮らして15年以上になりますが、これまでにないほど日本を身近に、そして大切に思いながら、毎日を過ごしています。

復興への道のりはまだまだ先の長いものです。けれど、すべての人が力を合わせ、団結し、懸命な努力を重ねることで、日本は必ず、これまでよりもっと力強く、よりすばらしい国として立ち上がると、私は心の底から信じています。

大きな危機に直面したとき、私たちは、自分自身のことを深く知り、そして、思っていたよりも自分は強いという事実に気づくのだと思います。しかし、こうしたときこそ重要なのが、自分のことを本当に大切にすることです。

口にするものに気を配ること、健康的な生活を送る努力をすること。それが私たちを支える基盤になります。困難に立ち向かうためにも、自分より大変な境遇にある人たちを助けるためにも、どうぞ自分を大切にして、理想的な食生活、ライフスタイルを目指してください。心身ともに輝いて美しいあなたは、きっとまわりの人たちの大きな力にもなるはずです。

いまも震災の被害に耐えている方々が、1日も早く、健康的で幸せな日々を取り戻されますよう、心から願っています。

エリカ・アンギャル

Recipe

30日プログラム

レシピ

美の素になる食事を、シンプルなレシピで楽しみましょう。週末に常備菜をまとめてつくったり、前の日のスープを翌日のリゾットに活用したりと、上手に工夫できるようなヒントもお届けします。なお、料理に使うオリーブオイルはすべてエクストラバージンオリーブオイル（一番絞り）を、水は浄水器を通したものか、天然水やミネラルウォーターを使いましょう。

Recipe

常備菜

時間があるときに多めにつくって、冷蔵庫にスタンバイさせておきましょう。

にんじんとセロリのきんぴら

材料（作りやすい分量）

にんじん……1 本
セロリ……1/2 本
A アガベシロップ……小さじ 2
　酒……大さじ 1
　たまり醤油……大さじ 1
オリーブオイル……大さじ 1
白ごま……適量

作り方

1 にんじんとセロリは太めの千切りにする。

2 フライパンでオリーブオイルを熱して 1 を炒め、A を加えてさらに炒めあわせる。

3 白ごまをふる。

パプリカの炒めマリネ

材料（作りやすい分量）

パプリカ……1 個
たまねぎ……1/4 個
A 酢（またはりんご酢、
　またはレモン汁）……大さじ 2
　アガベシロップ……小さじ 1 ～ 2
　たまり醤油……大さじ 1
オリーブオイル……小さじ 2

作り方

1 パプリカは 5mm 幅に切り、オリーブオイルを熱したフライパンでさっと炒める。

2 あわせた A に 1 とスライスしたたまねぎを和え、冷蔵庫で冷やす。

エリンギとアスパラガスのきんぴら

材料（作りやすい分量）

エリンギ……1 パック（2 ～ 3 本）
アスパラガス……3 本
A アガベシロップ……小さじ1～2
　酒……大さじ 1
　たまり醤油……小さじ 2
オリーブオイル……大さじ 1
黒ごま……適量

作り方

1 エリンギは 1/2 の長さに切り、太めの千切りにする。アスパラガスは固い部分を落とし、斜め切りにする。

2 フライパンでオリーブオイルを熱し、1 を炒め、A を加えて炒めあわせる。

3 黒ごまをふる。

パプリカのローズマリー炒め

材料（作りやすい分量）

パプリカ……1 個
ローズマリー……1 枝
オリーブオイル……小さじ 2
海塩……適量

作り方

1 パプリカは 5mm 幅に切る。ローズマリーは枝を取り粗く刻んでおく。

2 フライパンでオリーブオイルを熱し、ローズマリーとパプリカを炒め、海塩で味を調える。

梅酢ピクルス

材料（作りやすい分量）

きゅうり……1本
カリフラワー……1/4株
ペコロス……5個
A
- 梅酢……200㎖
- 水……100㎖
- アガベシロップ……小さじ1
- 海塩……小さじ1

作り方

1 きゅうりは厚めの輪切りにし、カリフラワーは小房に分ける。ペコロスは皮をむき横半分に切る。
2 あわせたAに1をひと晩以上漬ける。

*同じような分量のお好みの野菜を使い、アレンジを楽しんでください。

刻み昆布と油揚げの煮物

材料（作りやすい分量）

刻み昆布（乾燥）……20g
にんじん……1/2本
油揚げ……1/2枚
かつおだし汁……300㎖
A
- アガベシロップ……小さじ2
- 酒……大さじ1
- たまり醤油……大さじ1

作り方

1 刻み昆布は水洗いをして水につけ、戻しておく。にんじんは太めの千切りにする。油揚げは熱湯をかけて油抜きをし、1cm幅に切る。
2 鍋にだし汁を入れて沸騰させ、1を加える。Aを加えて昆布が柔らかくなるまで煮る。

はちみつ風味ピクルス

材料（作りやすい分量）

セロリ……1/4本
きゅうり……1本
にんじん……1/2本
パプリカ……1/2個
A
- りんご酢……1カップ
- 白ワイン……50㎖
- はちみつ……30g
- 海塩……小さじ1

B
- にんにく（薄切り）……3枚
- ローリエ……1枚

作り方

1 野菜は短めのスティック状に切る。
2 小鍋にAを入れ、沸騰したら火を止める。
3 保存容器に野菜とBを入れ、2を注ぎ入れてひと晩以上おく。

くるみ入り
さつまいものマッシュ

材料（作りやすい分量）

さつまいも……100g
くるみ……4個
A
- プレーンヨーグルト……大さじ1
- オリーブオイル……小さじ2

海塩……適量

作り方

1 さつまいもは皮をむき、海塩（分量外）少々を加えた湯でゆで、フォークなどで粗くつぶす。くるみは粗く刻む。
2 1にAを加え、海塩で味を調える。

Recipe

お弁当

1日目のお弁当

ツナとゆで卵のニース風山盛り野菜サラダ+ドレッシング+ライ麦100%パン+りんご

ツナとゆで卵のニース風山盛り野菜サラダ

材料（1人分）

ツナ（添加物なしの水煮缶）……80g
ゆで卵……1個
いんげん（ゆでる）……4本
プチトマト……4個
たまねぎ（スライスする）……1/8個分
じゃがいも（ゆでる）……小1個
レタスなどの葉野菜……3枚
◎ドレッシング
オリーブオイル……大さじ1
レモン汁……大さじ1
海塩……適量

作り方

ツナとゆで卵、野菜を容器に詰める。材料をあわせて海塩で味を調えたドレッシングを別容器で持参し、食べる直前に回しかける。

5日目のお弁当

プチトマト、きゅうりスティック、にんじんスティックと豆腐ディップ+ゆで卵+玄米おにぎり+ビューティー・スナックパック（P132参照）

プチトマト、きゅうりスティック、にんじんスティックと豆腐ディップ

材料（作りやすい分量）

木綿豆腐……1丁

A
- たまねぎ（みじん切り）……大さじ1
- パセリ（粗みじん切り）……大さじ1
- たまり醤油……小さじ1
- 天然塩……小さじ1
- オニオンパウダー……小さじ1
- ガーリックパウダー……小さじ1/2
- クミンパウダー……小さじ1/4
- タイム（パウダー）……小さじ1/4
- カイエンペッパー（パウダー）……ひとつまみ

B
- セロリ……1本（みじん切り）
- にんじん……1本（みじん切り）
- ピーマンまたはパプリカなど（みじん切り）……1個（お好みで）

C
- プチトマト……適量
- きゅうり（スティック状に切る）……適量
- にんじん（スティック状に切る）……適量

作り方

1 豆腐は水切りしてフードプロセッサーまたはミキサーにかけ、ペースト状にする（約10秒）。
2 1にAを加えてさらに約5秒混ぜる。
3 容器に移し、Bを混ぜる。ふたをして、冷蔵庫でひと晩寝かせ、味をしみこませる。Cなどのお好みの生野菜につけて食べる。

*豆腐が味を吸収するため、食べる直前に味を見て必要なら海塩を足してください。プチトマト、きゅうり、にんじん、セロリ、パプリカなどお好みの生野菜にあわせましょう。

Recipe

炊き込みごはん

玄米はひと晩ほど水につけておくとよりふっくらと炊けます。
時間があればぜひ試してみてくださいね。

しめじと大豆の玄米炊き込みごはん

材料（作りやすい分量）

玄米……1合
しめじ（小房に分ける）……40g
大豆（水煮缶）……45g
油揚げ（1cm角に切る）……1/4枚
昆布だし汁……適量
酒……小さじ2
オリーブオイル……小さじ1
たまり醤油……小さじ1
海塩……ひとつまみ

作り方

1 玄米は洗い、水につけておく。

2 玄米を水切りして、炊飯器に調味料とともに入れる。昆布だしを目盛りまで加えて軽くかき混ぜ、しめじ、大豆、油揚げを加えて炊く（白米用の目盛りのみの炊飯器は、水の量を約1.3倍にする）。

黒豆と厚揚げとひじきの玄米炊き込みごはん

材料（作りやすい分量）

玄米……1合
黒豆……30g
厚揚げ（太めの千切りにする）……70g
ひじき（乾燥）……3g（戻しておく）
酒……小さじ1
オリーブオイル……小さじ1
たまり醤油……小さじ1
海塩……ひとつまみ
水……適量

作り方

1 玄米は洗い、水につけておく。黒豆はフライパンで乾煎りする。

2 玄米を水切りして、炊飯器に調味料とともに入れる。水加減をして軽くかき混ぜ、黒豆、厚揚げ、ひじきを入れて炊く（白米用の目盛りのみの炊飯器は、水の量を約1.3倍にする）。

ひよこ豆の玄米炊き込みごはん

材料（作りやすい分量）

玄米……1合
ひよこ豆（水煮缶）……50g
たまねぎ（みじん切り）……大さじ2
酒……小さじ2
たまり醤油……小さじ1
オリーブオイル……小さじ1
海塩……ひとつまみ
水……適量

作り方

1 玄米は洗い、水につけておく。

2 玄米を水切りして、炊飯器に調味料とともに入れ、水加減をして軽くかき混ぜる。ひよこ豆とたまねぎのみじん切りを加えて炊く（白米用の目盛りのみの炊飯器は、水の量を約1.3倍にする）。

Recipe

魚のソテー

サーモンソテー　味噌ナッツ和え

材料（1人分）

サーモン……1 切れ
海塩……少々
オリーブオイル……小さじ 1

A
味噌……大さじ 1
くるみ（粗く刻む）……2 個
アガベシロップ……小さじ 1
オリーブオイル……大さじ 1

作り方

1 サーモンはひと口大に切り、海塩をふりしばらくおく。
2 フライパンでオリーブオイルを熱し、サーモンに火が通ったら取り出し、混ぜあわせた A で和える。

＊めかじきやぶり、さばなどにもおすすめです。また、下記のオイルやソースも魚のソテーと相性抜群です。

トマトソース

材料（1人分）

市販のオーガニック
トマトソース……大さじ 2
オリーブオイル……小さじ2
フレッシュバジル
（みじん切り）……2 枚分
海塩……適量

作り方

材料を混ぜあわせる。

カレーオイル

材料（1人分）

カレー粉……小さじ 1
オリーブオイル……大さじ 1
海塩……適量

作り方

材料を混ぜあわせる。

ハーブオイル

材料（1人分）

ディルまたはイタリアンパセリ
（みじん切り）……大さじ 1
オリーブオイル……大さじ 1
海塩……適量

作り方

材料を混ぜあわせる。

ケッパーソース

材料（1人分）

ケッパー……大さじ 2
オリーブオイル……大さじ 1
レモン汁……大さじ 1
アガベシロップ……小さじ 1/2
海塩……適量

作り方

1 ケッパーは粗く刻む。
2 1 にオリーブオイルとレモン汁、アガベシロップを加え、海塩で味を調える。

ガーリックしょうがソース

材料（1人分）

にんにく……1/3 片
しょうが（薄切り）……1 枚
オリーブオイル……大さじ 1
たまり醬油……小さじ1

作り方

1 にんにくとしょうがはみじん切りにする。
2 フライパンに 1 とオリーブオイルを火にかけて香りを出し、たまり醬油で味を調える。

Recipe

魚、肉のグリル

塩、こしょうをしてグリルした魚や肉と、おすすめのソースのコンビネーションをご提案します。
組み合わせを変えたアレンジも楽しみましょう（ソースの材料はすべて1人分です）。

サーモン ×
イタリアンパセリオイル

作り方

イタリアンパセリの粗みじん切り大さじ 1、オリーブオイル大さじ 1、海塩適量を混ぜあわせる。

さば ×
しょうがソース

作り方

オリーブオイル大さじ 1 を熱したフライパンでしょうが 1 片のみじん切りを炒めて香りを出し、たまり醬油で味を調える。

めかじき ×
カレー塩

作り方

カレー粉小さじ 1 と海塩適量を混ぜあわせる。

鶏肉 ×
サルサソース

作り方

トマトの角切り大さじ 1、たまねぎのみじん切り大さじ 1、セロリのみじん切り大さじ 1、イタリアンパセリの粗みじん切り大さじ 1、オリーブオイル大さじ 1 を混ぜ海塩で味を調える。

サーモン ×
ヨーグルトマスタードソース

作り方

ヨーグルト大さじ 2、粒マスタード大さじ 1/2、オリーブオイル小さじ 2、海塩適量を混ぜあわせる。

さば ×
トマトソース

作り方

市販のオーガニックトマトソース大さじ 3 に、フレッシュバジルの粗みじん切り大さじ 1 を加え、海塩で味を調える。

めかじき ×
ケッパーレモンソース

作り方

ケッパーの粗みじん切り大さじ 2、オリーブオイル大さじ 1、レモン汁大さじ 1、アガベシロップ小さじ 1/2 を混ぜ海塩で味を調える。

鶏肉 ×
レモンオニオンソース

作り方

レモン汁大さじ 1、たまねぎのみじん切り大さじ 1 と、オリーブオイル大さじ 1 を混ぜ、海塩で味を調える。

Recipe

サラダ

30日プログラムに生野菜たっぷりのサラダは欠かせません。
いくつかおすすめのサラダをご紹介します。

イタリア風豆のサラダ

材料（1人分）

トマト……1個
フェタチーズ……50g
大豆（水煮缶）……70g
たまねぎ（みじん切り）……大さじ2
パセリ（みじん切り）……大さじ1
オリーブオイル……大さじ1
レモン汁……大さじ1
海塩……適量

作り方

1 トマトはざく切りにし、フェタチーズはほぐす。
2 材料すべてを混ぜあわせ、海塩で味を調える。

ニース風サラダ

作り方

ゆでたじゃがいもやいんげん、トマトなどの野菜に缶詰のツナ、アンチョビ、ブラッククオリーブを加え、レモン汁を効かせたドレッシングをかける。

ガドガド風サラダ

作り方

油抜きした厚揚げと野菜に、ピーナッツバター（トランス脂肪酸を含まないもの）大さじ1、味噌大さじ1、オリーブオイル大さじ1、アガベシロップ少々、刻んだピーナッツ大さじ1を混ぜたドレッシングをかける。

Recipe

温野菜のサラダ

ゆでたり、蒸したりした温野菜も、
ドレッシングをアレンジして味わいのバリエーションを楽しんでください。

アーモンド味噌ドレッシング

材料 （1人分）

味噌……大さじ1

オリーブオイル……大さじ1

アーモンド（刻む）……大さじ1

アガベシロップ……小さじ1～2

作り方

材料を混ぜあわせる。

ハーブオイル

材料 （1人分）

イタリアンパセリ（粗みじん切り）……大さじ1

オリーブオイル……大さじ1

海塩……適量

作り方

イタリアンパセリとオリーブオイルを混ぜ、海塩で味を調える。

Recipe

野菜のソテー

ブロッコリーとにんじんのソテー

材料 （1人分）

ブロッコリー……1/4株

にんじん……1/4本

にんにく（みじん切り）……1/2片分

オリーブオイル……小さじ2

海塩……適量

作り方

1 ブロッコリーは小房に分け、にんじんは短冊に切る。

2 海塩（分量外）を加えた湯で1をさっとゆでる。

3 フライパンでオリーブオイルとにんにくを熱し、水気を切った2を炒め、海塩で味を調える。

Recipe

スープ・汁もの

野菜やたんぱく質をしっかり摂れるよう、具沢山のメニューにしてください。

たっぷり野菜とレンズ豆のスープ

材料（作りやすい分量）

レンズ豆……1/2 カップ
たまねぎ……1/4 個
セロリ……4cm
キャベツ……1 枚
トマト……1 個
にんじん……4cm
にんにく……1/3 片
オリーブオイル……小さじ 2
水……500 ㎖
ローリエ……1 枚
海塩……適量

作り方

1 野菜は小さめのひと口大に切る。にんにくはみじん切りにする。

2 鍋でオリーブオイルとにんにくを熱し、野菜を炒める。

3 レンズ豆と水、ローリエを加え、レンズ豆が柔らかくなるまで煮て、海塩で味を調える。

ポーチドエッグ入り具沢山味噌汁

材料（作りやすい分量）

にんにく……1/2 片
たまねぎ……1/8 個
オリーブオイル……大さじ 1
長ねぎ……8cm
さつまいも……40g
ごぼう……1/8 本
れんこん……80g
まいたけ……1/2 パック
わかめ（塩蔵）……10g
昆布だし汁……3 カップ
味噌……大さじ 1 ～ 2
ポーチドエッグ……人数分

作り方

1 にんにくとたまねぎはみじん切り、野菜は小さめに切っておく。わかめは水につけて塩気を抜く。

2 フライパンでオリーブオイルを熱しにんにくとたまねぎを炒め、その他の野菜を加えてさっと炒める。

3 だし汁を加えて野菜が柔らかくなるまで煮て、味噌を加えて味を調え、水気を切ったわかめを加える。器によそい、ポーチドエッグをのせる。

その他

鶏ひき肉と野菜のキーマカレー

材料 （1人分）

鶏ひき肉……60g
たまねぎ……1/4 個
セロリ……4cm
トマト……1/2 個
にんじん……3cm
グリーンピース……大さじ 2
にんにく……1/3 片
しょうが（薄切り）……2 枚
アーモンド（刻む）……大さじ 1
カレー粉……小さじ 1 強
オリーブオイル……小さじ 2
海塩……適量

作り方

1 にんにく、しょうがはみじん切り、たまねぎ、セロリ、にんじんは粗みじんに切る。トマトは湯むきをして種を取り、角切りにする。

2 フライパンでオリーブオイルを熱してにんにくとしょうがを炒め、鶏ひき肉と野菜を加えて炒める。

3 カレー粉を加えてさらに炒め、アーモンドを加えて海塩で味を調える。

ビューティー・グラノーラ

材料 （作りやすい分量）

A
- オートミール（押しオーツ麦）……2 カップ
- ローストアーモンド……1 カップ
- ペカンナッツ……1 カップ
- くるみ……1 カップ
- ごま……1/4 カップ
- かぼちゃの種……1/2 カップ

マカダミアナッツオイル……1/4 カップ
メープルシロップ……1/2 カップ

B
- レーズン……1/2 カップ
- ドライクランベリー……1/2 カップ
- ココナッツフレーク……1/2 カップ

作り方

1 A を大きなボウルに入れて混ぜる。

2 1 にマカダミアナッツオイルとメープルシロップを加えよく混ぜる。

3 クッキングシートを敷いた天板にのせ 150℃のオーブンで約 30 分、時々混ぜながらきつね色になるまで焼く。

4 焼けたらボウルに戻し、B を混ぜる。

パイナップルと豆腐のスムージー

材料（作りやすい分量）

パイナップル……1 カップ
パイナップルジュース……1/2 カップ
絹ごし豆腐……1/2 丁
氷……2 個
アガベシロップまたは
メープルシロップ（お好みで）……少々

作り方

材料すべてをミキサーにかけ、なめらかにする。

応用 1

ブルーベリーと豆腐のスムージー

材料（1人分）

ブルーベリー……1 カップ
絹ごし豆腐……1/2 丁
水……1/2 カップ
氷……2 個
アガベシロップまたはメープルシロップ……適量

応用 2

プルーンと豆腐のスムージー

材料（1人分）

ドライプルーン……4 個
絹ごし豆腐……1/2 丁
水……1/2 カップ
氷……2 個

いわしのつみれとカラフル野菜の鍋

材料（1人分）

いわし……2 尾
長ねぎ（みじん切り）……大さじ 1
しょうが（みじん切り）……小さじ 2
だし昆布……1 枚
パプリカ、レタス、ブロッコリー、豆腐など
お好みの具材……適量

作り方

1 いわしは頭を落とし手開きにして骨を取り、フードプロセッサーでペースト状にして長ねぎとしょうがを加える。

2 鍋に昆布と水を入れ火にかけ、沸騰したら 1 をスプーンですくいながら加える。野菜などの具材も加える。

つけだれ 1

オニオン醤油だれ

作り方（1人分）

たまり醤油大さじ 1、たまねぎみじん切り大さじ 1、オリーブオイル大さじ 1 を混ぜる。

つけだれ 2

柚子醤油だれ

作り方（1人分）

たまり醤油大さじ 1、柚子の絞り汁大さじ 1、オリーブオイル大さじ 1、柚子皮のみじん切り小さじ 1 を混ぜる。

つけだれ 3

しょうがだれ

作り方（1人分）

たまり醤油大さじ 1、おろししょうが小さじ 1、オリーブオイル大さじ 1 を混ぜる。

キヌア

材料 （作りやすい分量）

キヌア……1 カップ

水……1 と 1/2 カップ

作り方

1 キヌアを熱湯（分量外）に 5 分つける。

2 1 の水気を切り、鍋に移して水を加え、沸騰させる。

3 しっかりとふたをして、弱火で 15 分煮て火からおろす。

4 5分蒸らしてフォークでやさしく混ぜる。お好みでオリーブオイルと海塩（いずれも分量外）で味をつける。

ほうれんそうとツナとくるみのショートパスタ

材料 （1人分）

ショートパスタ

（ペンネ、ファルファッレなどの玄米パスタまたは小麦全粒粉パスタ）……60g

ほうれんそう……1/2 把

ツナ（添加物なしの水煮缶）……60g

にんにく……1/2 片

くるみ……3 個

海塩……適量

オリーブオイル……大さじ 1

作り方

1 ほうれんそうはざく切り、にんにくはみじん切りにし、ツナ缶は水気を切っておく。ショートパスタはアルデンテにゆで、くるみは粗く刻む。

2 フライパンにオリーブオイルとにんにくを入れて火にかけ、香りが出たらほうれんそうとツナを加えて炒める。

3 ショートパスタとくるみを加え、海塩で味を調える。

鶏肉と大豆のカチャトラ風

材料 （1人分）

鶏もも肉（皮と脂肪を取る）……100g

たまねぎ……1/4 個

セロリ……5cm

大豆（水煮缶）……80g

トマト（水煮缶）……1/2 カップ

ローズマリー……少々

オリーブオイル……小さじ 2

白ワイン……50 mℓ

水……50 mℓ

海塩……適量

作り方

1 鶏肉はひと口大に切る。たまねぎ、セロリはスライスする。

2 フライパンでオリーブオイルとローズマリーを熱して香りを出し、鶏肉を両面焼く。

3 たまねぎ、セロリを加えてさらに炒め、トマトの水煮と白ワイン、水、大豆を加えて約 10 分煮る。海塩で味を調える。

そば粉のパンケーキ

材料 （約 4 枚、2 人分）

そば粉……100g

オリーブオイル……小さじ 2

卵……1 個

豆乳……150 mℓ

ヨーグルト……大さじ2

海塩……少々

作り方

1 材料すべてを混ぜあわせる。

2 フライパンでオリーブオイル（分量外）を熱し、パンケーキを焼く。

焼きりんごのアーモンドクリームシナモン風味

材料 （1人分）

アーモンドクリーム

（約2カップ分、冷蔵庫で数日間保存可能）

A 水……185 mℓ

プレーンヨーグルト……95 g

アーモンドプードル……150g

純粋はちみつ……大さじ1

りんご……1個

シナモンパウダー……適量

作り方

1 アーモンドクリームの材料Aをよく混ぜクリーム状にしておく。

2 りんごは芯をくりぬき、180℃のオーブンで約30分焼く。

3 焼き上がったりんごにアーモンドクリームを適量添え、シナモンパウダーをふる。

枝豆のフムス

材料 （作りやすい分量）

A 枝豆(ゆでてさやから出す)……1.5カップ

タヒニ（ごまペースト）……大さじ2

レモン汁……1個分

水……1/4カップ

にんにく（つぶしておく）……1片

天然塩……適量

こしょう……適量

オリーブオイル……大さじ2

白ごまと黒ごま（飾り用にお好みで）……適量

作り方

1 Aとオリーブオイル大さじ1.5をフードプロセッサーにかけてなめらかにする。必要ならさらに水を足す。

2 器に移し、残りのオリーブオイル、ごまをかける。お好みの野菜に添える。

鶏ささみのフライパンタンドーリチキン

材料 （1人分）

鶏ささみ……2本

A にんにく（すりおろす）、

しょうが（すりおろす）……各小さじ1/3

ヨーグルト……大さじ2

パプリカパウダー、カレー粉、海塩

……各小さじ1/3

作り方

1 Aを混ぜあわせ鶏肉を漬けて3時間以上おく。

2 フライパンでオリーブオイル（分量外）を熱し、1を焼く。

スクランブル豆腐

材料 （1人分）

木綿豆腐……1/2丁

にんにく……1/2片

たまねぎ……1/8個

トマト……1個

ブロッコリー……1/3株

お好みの野菜……適量

オリーブオイル……大さじ1

海塩、たまり醤油……各適量

作り方

1 豆腐は水切りしてさいの目切りにする。トマトはざく切り、ブロッコリーは小房に分け下ゆでをしておく。

2 オリーブオイルを熱したフライパンでにんにくとたまねぎを炒めて香りを出し、トマト、ブロッコリーを加えて炒める。

3 1の豆腐を入れて炒めあわせ、海塩とたまり醤油で味を調える。

＊まいたけやほうれんそう、ゆでたブロッコリーなどをあわせるとおいしいです。

Staff

ブックデザイン … 原てるみ、星野愛弓 (mill design studio)

撮影 … 菊岡俊子

料理・スタイリング・レシピ作成 … 渡邊美穂

イラスト … ナオミ・レモン

構成・翻訳 … 宮崎敦子、伊藤由起子

編集協力 …小西樹里

編集 … 竹村優子 (幻冬舎)

Information

本書で紹介した食材などについて、
購入方法等の情報を下記 HP でお知らせします。

http://www.erica-angyal.com/

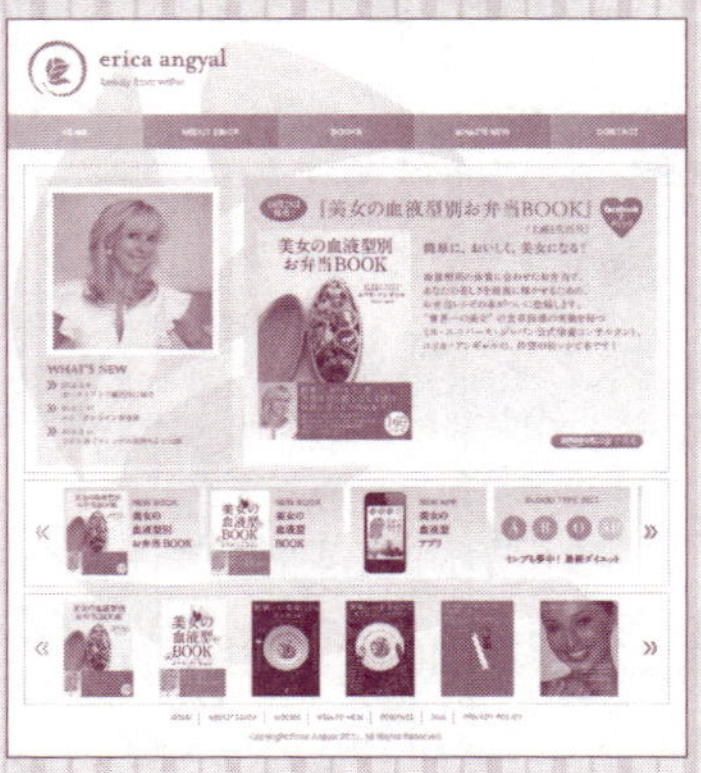

著者略歴

エリカ・アンギャル　Erica Angyal

元ミス・ユニバース・ジャパン（MUJ）公式栄養コンサルタント。2004年から8年間、ファイナリストたちへ栄養指導を行う。オーストラリア・シドニー生まれ。シドニー工科大学卒業、健康科学学士。ネイチャーケアカレッジ卒業（栄養学）。オーストラリア伝統的医薬学会（ATMS）会員。『世界一の美女になるダイエット』『世界一の美女になるダイエットバイブル』は累計44万部突破のベストセラーとなり、多くの女性たちの食に対する意識を変革した。その他の著書に『美女の血液型BOOK』『美女の血液型別お弁当BOOK』（ともに主婦と生活社）などがある。

30日で生まれ変わる美女ダイエット

2012年 3月20日 第1刷発行
2015年10月30日 第7刷発行

著　者　エリカ・アンギャル
発行者　見城 徹
発行所　株式会社 幻冬舎
〒151-0051 東京都渋谷区千駄ヶ谷4-9-7
電話：03-5411-6211（編集）03-5411-6222（営業）
振替：00120-8-767643

印刷・製本　株式会社 光邦

ISBN978-4-344-02155-6 C0095
幻冬舎ホームページアドレス http://www.gentosha.co.jp/

この本に関するご意見・ご感想をメールでお寄せいただく場合は、comment@gentosha.co.jp まで。